帕金森病中医诊断治疗及疗效评价研究

赵 琼 著

天津出版传媒集团

天津科技翻译出版有限公司

图书在版编目(CIP)数据

帕金森病中医诊断治疗及疗效评价研究 / 赵琼著
. — 天津：天津科技翻译出版有限公司, 2024.1
ISBN 978-7-5433-4437-2

Ⅰ.①帕…　Ⅱ.①赵…　Ⅲ.①帕金森综合征—中医疗
法　Ⅳ.①R277.725

中国国家版本馆 CIP 数据核字(2024)第034665号

出　　　版:天津科技翻译出版有限公司
出 版 人:刘子媛
地　　　址:天津市南开区白堤路244号
邮政编码:300192
电　　　话:(022)87894896
传　　　真:(022)87893237
网　　　址:www.tsttpc.com
印　　　刷:天津新华印务有限公司
发　　　行:全国新华书店
版本记录:787mm×1092mm　16开本　9.75印张　170千字
　　　　　2024年1月第1版　2024年1月第1次印刷
　　　　　定价:68.00元

前　言

原发性帕金森病(简称帕金森病)又名震颤麻痹,是中老年常见的运动障碍疾病。由于该病最早由英国医生詹姆斯·帕金森(James Parkinson)于1817年描述,故西医学将其命名为帕金森病。帕金森病的主要临床表现为静止性震颤、肌张力增高、运动迟缓、姿势反射障碍等运动症状,以及认知/精神异常、睡眠障碍、自主神经功能障碍、嗅觉障碍等非运动症状。帕金森病的主要病理改变是黑质致密部多巴胺能神经元变性、死亡,路易小体形成。

临床上将帕金森病分为散发性和家族性两类,其中家族性帕金森病仅占所有病例的10%～15%,而大多数散发性帕金森病患者没有已知的病因,所以环境和生活方式因素在该疾病中起着重要作用。同时,多种细胞机制和基因突变等影响因素可能与帕金森病的病理机制有着密切的联系,而这种相关因素也不是单一的作用,各个因素之间有着许多联系,共同影响着帕金森病进程的发展,包括年龄老化、遗传因素、环境因素、免疫学因素等。国内外流行病学调查均显示,帕金森病的发病年龄主要集中于中老年。50～59岁年龄段的发病率为106.7/100 000,而70～79岁年龄段的发病率则增加了10倍,达到1086.5/100 000,80岁以上年龄更是达到了1903/100 000。帕金森病的发病率和患病率随着年龄的增长而增加。因此,帕金森病已经成为影响我国人口健康水平和生活质量、阻碍经济持续发展的重大社会问题。

从帕金森病患者的治疗现状来看,西药在帕金森病的治疗过程中仍处于主导地位,患者往往需要终身服药,随着病程和治疗时间的延长,西药治疗的不足之处越发明显,难以改善患者的运动和非运动症状,患者的生活质量越发低下。鉴于此,我们研究团队引入中医药治疗手段,通过长期的临床观察得出结论,中医药作为一种辅助疗法,在帕金森病的临床治疗方面取得了一定的进展,显现出不同于西医的独特优势。引入中医药治疗之后,不仅可以减少西药用量,降低其不良反应,而且可以延长和增强西药的疗效,从而减少患者致残率,提高患者的生活质量。

笔者查阅中医学古籍文献,未发现"帕金森病"字样记载。但追溯其临床表现,发现了部分类似于帕金森病发病特点的描述,如"掉眩""鼓栗""振掉""巅疾""转摇不能""痉""手颤病"等,均为后世对本病的认知及临床治疗提供了借鉴依据。帕金森病在中医范畴具有"本虚标实"的特点,重要病机因素为"肾阴不充,真元虚衰"。帕金森病多发于老年人,由于老年时期人体正虚无力、脏腑亏虚、气血生化乏源,最终导致机体精髓濡养失司,可发为帕金森病。同时,此时期机体屡弱,邪气易乘虚侵袭机体,或直袭病位,或滞留于体内生成气滞痰凝血瘀等病理产物,通过对人体脏腑经络的侵袭,最终影响人体功能,导致人体生理性状态失衡而继发为本病。中医药治疗帕金森病以补益脏腑肝肾之虚为本,祛除痰饮瘀血,息肝风止痉。本团队根据"肾藏精,充骨生髓,髓聚成脑",精血充盛则脑窍清明,基本物质满足脏腑发挥正常功能所需要,临床运用补益肝肾之品为要,配合息风止痉、祛痰活血之品,标本兼治,收效甚好。

尽管中医药对帕金森病的治疗具有很广阔的前景,但直到现在,中医药治疗帕金森病仍未形成一套完整的理论体系与疗效评价标准,有关帕金森病中医中药治疗的动物实验主要集中于中药单体和复方的机制研究。因此,本书从帕金森病的中医研究溯源、中药治疗帕金森病的生物学机制研究、帕金森病的中医临床疗效评价研究、帕金森病的中医辨证论治研究、帕金森病的康复治疗及帕金森病的护理预防等角度入手,以充分发挥中医中药的传统优势。在今后的研究中,仍需充分利用现代科技先进手段,继续明确中医药治疗帕金森病的作用机制,在明确作用机制及确切疗效的基础上,研发治疗帕金森病的新药物,丰富帕金森病的治疗手段和方法,为提高帕金森病患者的生活质量做出有益的尝试。

赵　琼

目　录

第一章

帕金森病的中医研究溯源

第一节　帕金森病的古代文献研究

一、中医古籍关于帕金森病(PD)病名的梳理

笔者查阅中医学古籍文献,未发现关于"帕金森病"的记载。但追溯其临床表现,发现部分类似于帕金森病发病特点的描述,如"掉眩""鼓栗""振掉""巅疾""转摇不能""痉""手颤病"等,均为后世对本病的认知及临床治疗提供了借鉴依据。

(一)《黄帝内经》对颤证病症名称的认识

秦至两汉时期,《黄帝内经》对病动摇、掉眩的病因病机和诊疗方式的理解已形成一套相对完善的医学理论。《素问·至真要大论》有"诸风掉眩,皆属于肝""诸痉强直,皆属于风";《素问·脉要精微论》有"骨者髓之府,不能久立,行则振掉,骨将惫矣";《素问·风论》有"风气循风府而上,则为脑风";《素问·五常政大论》有"其病摇动""掉眩巅疾";后世有学者因《素问·风论》中的"风气循风府而上,则为脑风",认为颤证又名"脑风"。"肾风之状,多汗恶风,面庞然浮肿,脊痛不能正立,其色炲,隐曲不利",可见《内经》虽已涉及"颤"的论述,但强调其为"掉""振""摇""鼓栗"等,是某一疾病的症状,并认为此类疾病均以脏腑内伤为先。其强调人体正常功能失常、阴阳气血失和是发病基础,内外风邪作用是病理产物的生成因素,形成了以"内伤为主,祛邪为辅"的病因病机观念,指导了祛邪养正的临床诊疗思路。

(二)汉唐时期对颤证病症名称的认识

继《黄帝内经》之后,到了汉唐时期,以华佗、张仲景和孙思邈为代表的中医古代

医家对于颤证的描述又有了进一步的阐述。例如，东汉时期的华佗提出了"筋痹"的概念，华佗在《中藏经·论筋痹第三十七》中提及："筋痹者，由怒叫无时，行步奔急，淫邪伤肝，肝失其气，因而寒热所客，久而不去，流入筋会，则使人筋急而不能行步舒缓也，故曰筋痹。"这与帕金森病的小碎步、慌张步态非常相似。在治疗上，华佗主张"宜活血以补肝，温气以养肾，然后服饵汤丸"。

东汉时期，《金匮要略·痉湿暍病脉证治》有"头动摇"阐释"头颤"的症状记载，其中"手足颤动"为柔痉的临床表现。可见，张仲景已发现颤证的明确临床表现，但未进行系统的分析归纳，仍将其作为其他疾病的临床表现之一，概而论之。

唐代著名医家孙思邈所著《备急千金要方》中有"金牙酒"，治疗"积年八风五痉，举身弹曳，不得转侧，行步跛蹙，不能收摄，又暴口噤失音，言语不正，四肢背脊筋急肿痛，流走不常，老冷积聚少气，乍寒乍热，三焦不调，脾胃不磨饮，结实逆害，饮食酢咽，呕吐，食不生肌，医所不能治者方"。这些病程描述特征与现代医学对帕金森病患者表现的动作迟缓和步态障碍、语言障碍等症状的描述均极为相像。

（三）宋金元时期对颤证病症名称的认识

宋金元时期，对于"颤"的论述多集中于官修本草。特别是以宋本草为例，其间详细论述了"颤"的临床表现及治疗方药。有医家将"颤"单独作为一种病证，归纳整理了"颤"具体的病因病机和治疗方法。《太平圣惠方》中有对"手足时颤""四肢颤掉""以本虚是以发颤"等症状及病机的描述，以及用麻黄散治疗"虚寒寒颤"的心脏卒中；芎劳散治疗"嘘吸颤掉"的肺脏卒中的病案诊疗；《证类本草·新添本草衍义序》中亦有"颤掉而厥，遂与大承气汤"的论述；医家窦材《扁鹊心书》载"手颤病"解释其病机为"手足颤摇不能持物者，乃真元虚损"，批注"手足颤摇，终身痼疾，若伤寒初期如是者，多难治。若过汗伤营而致者，宜以重剂扶阳，加以神气昏乱者，亦不治"，详细分析了此病的可能病因为伤寒或伤寒病后误治失治，并提出此病难治。窦氏在书中指出"常服金液丹五两，姜附汤自愈""若灸关元三百壮则病根永去矣"的治疗方法，但此论述未引起后世医家的发挥与重视，此时颤仍未独立成疾病。金元时期，张子和治疗"新塞马叟，病大发则手足颤掉不能持物"、许国祯《御药院方》中以透空丸"治男子妇人一切诸风……手背颤动"、《医学启源·六气主治要法》中提到"风中妇人，胃中留饮……（阳狂）心风，搐搦颤掉"的表现，均是将"颤"归属于某类疾病临床表现的非系统论述，是不成独立病证认识的延续与表现。

(四)明清时期对颤证病症名称的认识

明清时期,已明确将颤作为疾病进行探讨与发展。楼英在《医学纲目·颤振》中说"颤,摇也;振,动也。风火相乘,动摇之象",此论述开创了专题阐释颤证的研究先例。对颤证进行了初步定义,明确与瘛疭相鉴别。孙一奎《赤水玄珠·颤振门》记载"颤振者非寒噤鼓栗,乃木火上盛,肾阴不充,下虚上实,实为痰火,虚则肾亏,法则清上补下"。另外,孙氏在《医旨绪余·颤振》中曰:"夫颤振,乃兼木气而言,惟手足肘前战动,外无凛栗之状。"孙氏已经将颤证列为单独的疾病,提出"颤振证"一词,并进行了论述与归纳。明代王肯堂集前贤之大成,在孙一奎学术思想的基础上,对颤证的症状描述及病因病机做了进一步的丰富和发展。王肯堂在其医著《证治准绳》中提出"颤证"病名,颤振属风,位于"诸风门"下。他又根据临床症状表现,提出"头乃诸阳之首,木气上冲,故头独动而手足不动,散于四末,则手足动而头不动也",从而将震颤分为"头动而手足不动"和"手足动而头不动"两种类型。从现代西医学角度来看,前者即为单纯性震颤,而后者即为帕金森病;王肯堂在其著作中也对"颤振"起病的年龄和预后有所论述,认为"筋脉约束不住而莫能任持,风之象也。……此病壮年鲜有,中年以后乃有之,老年尤多。夫年老阴血不足,少水不能治盛火,极为难治"。这些观点与现代医学有关帕金森病的发病几乎完全一致。

至此,颤证病名源流可见一斑。《张氏医通·诸风门》系统性地对"颤振"进行梳理,其中"颤"泛指战栗、头摇、四肢抖动诸症。在明确定义颤证的基础上,后世医家对颤证的病因病机及诊疗方式等进行了多方面的诠释。

帕金森病属现代医学病名,源于英国医生詹姆斯·帕金森,临床主要表现的肢体震颤与动摇,与颤证的表现症状相吻合。1991年的脑病学术研讨会上决定,帕金森病的中医病名为"颤证"。

二、中医古籍对帕金森病病因病机的认识

基于对帕金森病中医治疗的文献追溯,可见帕金森病在中医范畴具有"本虚标实"的特点,重要病机因素为"肾阴不充,真元虚衰"。帕金森病多发于老年人,由于老年时期人体正虚无力、脏腑虚亏、气血生化乏源,最终导致机体精髓濡养失司,可发为帕金森病。同时,此时期机体孱弱,邪气易乘虚侵袭机体,或直袭病位或滞留于体内,生成痰凝瘀等害于机体的物质,通过对人体脏腑经络的侵袭,最终影响肾脏功能,导致人体生理性状态失衡而继发为本病。

(一)肝肾两虚,脑髓空虚

古籍中将颤证的发病表现论述为筋经、四肢骨骸运动异常及障碍,与肝、肾、脑关系密切。《素问·至真要大论》中记载"诸风掉眩,皆属于肝",肝主筋经,可荣华于爪。若肝藏受邪,阴阳不调,表现为肝阳亢盛或肝阴血虚。两者均可影响肝主筋的正常功能,导致内风形成、肝风内动、动风伤筋,血络筋脉失于濡养,筋急不柔则可诱发筋脉挛急、关节屈伸不利、摇动震颤,导致运动能力减弱。老年人则见动作迟缓不便,无法长时间进行精细活动,爪甲不容,运动姿态改变。故《素问·阴阳应象大论》云"肝生筋",又称作"罢极之本",具有耐受疲劳、司肢体关节运动的功能。除肝主筋经外,临床颤证亦表现有头摇、尺脉迟等,说明帕金森病同样与肾脏关系密切。《素问·六节藏象论》云"肾者主蛰,封藏之本,精之处也"。肾主藏精,封藏人体先天之精、后天之精、五脏六腑之精等,使其可以相资为用。《素问·阴阳应象大论》记述"肾生骨髓",因此,肾的藏精功能是肾发挥"在体合骨,生髓"功能的物质基础。髓有骨髓、脊髓、脑髓之分。脊髓通于脑,髓聚而脑生,故《灵枢·海论》云"脑为髓海",《素问·五藏生成》记载"诸髓者,皆属于脑"。因此,肾藏精功能正常,使"髓"得以充盛。脑髓物质丰富,则脑主精神及感觉运动的生理功能正常。反之,则可见"脑转耳鸣,胫痠眩冒,目无所见,懈怠安卧",感觉障碍、运动不能、懈怠安卧等异常病理症状。《医易一理·人身脑气血脉根源脏象论》曰"脑者,人身之大主",又曰"元神之府""脑……以司视听言动""人身能知觉运动,及能记忆古今,应对万物者,无非脑之权也"。由此可知,帕金森病的临床病理表现与脑的生理功能关系密切。脑作为人身之大主,受五脏六腑的影响,与肾藏精功能的关系尤为密切。脑作为奇恒之腑,其本身生理功能失常可直接影响帕金森病的临床表现。同样,肾藏精功能失常,"肾生骨髓"功能萎废,导致维持脑功能的基础物质不足,亦可使帕金森病发。因此,脑亦为帕金森病发展的重要脏器。

《黄帝内经·素问》有"肝生筋,肾生骨髓,脑为髓海"。肝生筋,主疏泄藏血,肝虚则筋无以养,神失其所,从而魂无涵养而外散,可见运动障碍。人到老年,肝肾精气血俱损,肾虚主骨生髓无源,致使肝肾互为不足。脑为髓海,肾藏精生髓,髓聚成脑。肾既虚则髓空脑窍失养;又肾为五脏阴阳之本,可协调一身脏腑阴阳,肾藏亏耗则肾阳亏损,诸寒之邪侵袭人体;肾阴不足,则阳胜耗气入营血,凝滞阴精。两者均可导致气血不畅,筋骨失于濡养温煦。正常机制受损,机体无力鼓邪外出。各类有形病理产物痰饮瘀血等生成,堵塞脏腑经络,从而加重肝、肾、脑的功能负担。同样可见筋挛肢摇、平衡障碍、行动不便等帕金森病表现。

明代医家张景岳对《黄帝内经》进行了全面的注释讲解,并在《类经·疾病类》中记载"诸风掉眩,皆属于肝,风主动摇,木之化也,故属于肝,其虚其实,皆能致此。如发生之际,其动掉眩巅疾,厥阴之复,筋骨掉眩之类者,肝之实也。又如阳明司天,掉振鼓栗,筋痿不能久立者,燥金之盛,肝受邪也;太阴之复,头顶痛重而掉瘛尤甚者,木不制土,湿气反盛,皆肝之虚也",说明了岁气变动与肝风之间的关系。

(二)气血亏耗

《素问·调经论》云"人之所有者,血与气耳"。《灵枢·天年》记载"人生十岁……血气已通,其气在下,故好走;二十岁,血气始盛肌肉方长,故好趋;三十岁……血脉盛满,故好步;四十岁……腠理始疏,荣华颓落……故好坐;六十岁……血气懈惰,故好卧"。明确指出气血作为构成机体的基础物质,与人体生理状态密切相关。《难经·二十二难》概括指出气血关系"气为血之帅,血为气之母",因此气血两者关系调和、谐和共济是保证筋经濡养、髓质生化、脑髓充盛的根本。气血失和,造成机体正气亏耗,无力维持生理状态,脏腑经络功能异常。致使风痰饮等外邪乘虚而入,进一步阻塞气血,闭阻筋脉通路,加重气血亏虚。津血同源,血缺则津不濡,导致人体筋脉缓纵无常,运动屈伸不利;精血同源,血失则精不足,肾藏精不足,物质空虚,则脑髓生成物质匮乏。精亏血少,血失则气不固,最终阴阳相失,脑主宰运动生理功能彻底毁废。其表现为手足筋骨颤动,运动偏废的症状。气血的正常与否不仅可直接为病,也可通过一方的偏废作用发病;且能够进一步影响疾病的发展与转归。《医林改错·论抽风不是风》记载"元气既虚,必不能达于血管,血管无气,必停留而瘀",《成方便读》记载"血虚多滞",《景岳全书·胁痛》提出"凡人之气血犹源泉也,盛则流畅,少则壅滞。故气血不虚则不滞,虚无有不滞"。因此,气血亏虚是导致邪犯机体的根本,亦是帕金森病发病的病机之一。

(三)风痰瘀闭阻经络

《证治准绳·杂病论》曰:"颤,摇也;振,动也,经脉约束不住而莫能任持,风之象也。"人至老年,各脏腑经络生理功能降低,先天之本与后天之本先后枯竭、互失滋养。阴竭阳枯,正虚体弱导致邪留机体。帕金森病的主要表现为颤、摇、震等风动之象,故《素问·阴阳应象大论》曰:"风胜则动。"机体正虚无力固护肌表,外邪风动影响易侵袭人体阳位,因此手足四肢作为诸阳之末端,表现最为明显,此为外风动而发为帕金森病。风为百病之长,动可耗阴伤津。阴精耗散导致血液不生、形成阳无所附的局面,可见筋脉失养的手足肢颤、屈伸不利、活动难控,此为内风发为帕金森病。

风气燥动,煎耗阴液,生成有形病理产物痰。痰易黏滞,可黏附于脏腑经络,影响其生理功能,导致病理状况产生。帕金森病作为老年性疾病,患者先天亏耗严重,后天培补乏力。先天肾阳亏虚,导致后天脾阳运化失司。脾是生痰之源,也是气血生化之源。脾阳无力运化水饮,导致痰浊内生。痰浊内阻亦可导致津液生化乏源,脉管充盈无根,进一步加重机体正气损耗,延迟病程,增加治疗难度。津血同源,津伤则血瘀,血瘀理论起源见于《素问·调经论》"血气未并,五脏安定,孙络水溢,则经有留血",《素问·本脏》"血和则经脉流行……筋骨劲强,关节清利",并结合《医林改错》"久病入络为瘀"的理论,指出久病血伤入络,造成血瘀。

因此,帕金森病的病理因素不仅可受风致病,亦可以痰瘀等有形实邪闭阻经络为患。《医学传心录·痹症寒湿与风乘》曰"风、寒、湿气侵入皮肤,流注经络,则津液为之不清,或变痰饮,或成瘀血,闭塞隧道,故作痛走注,或麻木不仁",说明风动耗津可生痰生瘀。痰凝则血气无力推运亦可导致瘀血与内风的生成,瘀血日久亦可生风动热产痰。三者既是病理产物,又可作为致病因素相互影响,均可导致血行不畅,手足百骸失去濡养,表现为颤动头摇,行动屈伸不利;也可阻遏气机,气机不畅,导致阴精不化,元神充养乏源表现为神思混乱。相反,气血顺畅则肢体功能运动正常,神气清灵。故以风痰瘀等邪闭阻经络是导致帕金森病的重要原因之一,同时也可作为帕金森病发病过程中的病理产物存在。

综上,肝肾亏虚、气血亏虚、风痰瘀闭阻经络为古代中医研究帕金森病的三大基础证型。

第二节　现代文献对于帕金森病的认识及辨证思路

现代医家对帕金森病的认知,与古籍记载内容有共通之处,均认为帕金森病的基本病机为肾虚。《中国医药汇海·论脑以肾为本》记述"人之灵固莫灵于脑矣,然其灵根实起于肾",因此,临床多以补肾法治疗帕金森病。目前公认有效的地黄饮子针对帕金森病肾虚的根本病机,临床疗效切实,且有众多文献探讨了其可能相关的作用机制。笔者团队长期致力于运用地黄饮子干预帕金森病肾精亏虚证的作用机制研究,通过动物实验证明地黄饮子具有明显的减轻症状、改善生存状态的效果,为补肾法在帕金森病临床应用提供了实验依据。现回顾部分现代医家对于帕金森病的认识与辨证思路,总结如下。

一、现代文献对帕金森病病因病机的认识

有学者在治疗老年病时明确指明，帕金森病的病机为因虚生滞。明确肾虚为帕金森病发病之本，肾虚髓空为其发病的内在依据。根据"久病则瘀"的特点，治疗中使用补肾兼活血治疗方法。王永炎教授认为，帕金森病主要病变脏腑在肾在肝，可同时涉及脾、胃、心等脏腑。本虚是该病的发病基础，本病迁延难愈是因为"实邪"相干，"本虚"难胜，最终导致疾病恶性循环。治疗过程中应扶正培本，长期坚持滋养肝肾、育阴息风之法。随证运法，但根本仍应以补为主。

二、现代文献对帕金森病辨证治疗思路的认识

有学者提出从肝肾阴阳辨治帕金森病，将该病分初、中、晚三期，确立了初期——补益肝肾，养阴清热，中期——阴阳并补，晚期——补益肾阳的治法。施治过程中，常根据患者的具体情况进行组方。如初期，配息风化痰等药物，以六味地黄丸加减；中期以二仙汤为主，以奏阴阳并补，寒热平和之象；晚期多阴中求阳，对夹邪的病证针对性地加入药物，临床收效甚佳。

帕金森病主要病机为阳气虚弱，经脉失养。临床治疗时注重扶阳温补，使用"一针二灸三巩固"的针灸疗法。取穴多从心胆论治，如选用双侧内关、双侧阳陵泉、百会穴、印堂、人中、承浆为主穴，临证加减。有效缓解患者抑郁症的发生。灸法多选取引火归元（中脘、下脘、气海、关元）及足太阳膀胱经部分穴位，以达到调补阳气的作用。巩固选用心俞、胆俞进行皮内埋针处理，可达到延续治疗的目标，临床具有良好的疗效。

帕金森病基于老年人脏气虚衰，尤以肝肾不足为根。在肝肾不足的基础上容易产生气滞、血瘀、痰湿等病理因素。诸邪交争，又可损及肝肾。肝藏血主筋，肾藏精生髓。精血同源，两者虚亏则筋膜失司，濡养不足发生颤震。并且外邪入侵，每多因肝肾不足造成筋脉脑络亏虚于前，致病邪气乘虚于后，最终导致脑络经脉闭阻而发病。因此，临床多见虚实夹杂证。治疗中应当首补肝肾，兼顾益气养血。或祛除实邪，兼顾滋补肝肾。

综上所述，现代医家对于帕金森病辨证认识不尽相同，究其根源都是对"肾虚"理论不同方面的阐释。因此"人之灵固莫灵于脑矣，然其灵根实起于肾"，在现代各医家的临床诊疗中，补肾仍是治疗帕金森病的主要治法。

第三节 补肾法治疗帕金森病的文献追溯

一、补肾法治疗帕金森病的文献溯源

帕金森病属于中医学"颤证"的范畴,是本虚标实之证。由于"肾藏精,主骨生髓""脑为髓海,司人视听言动"的中医理论,脑髓的生成、充盈及恢复依赖肾中精气的化生与滋养。颤证病位在脑,为肾所主,与肾的功能联系密切。肾主蛰藏,肾藏精功能失常,导致肾精不足,肾阳无所依附,从而无力运行精血津液,最终形成痰、瘀等病理产物。临床可表现为血瘀阻滞经络,肢体屈伸不利;痰凝所致头昏沉蒙、四肢无力困重等。同时,病理产物又可反向引起肾藏功能的减退。已有流行病学报告指出,老年人肾虚发生率在60岁为63.38%,75~79岁达90.99%,与帕金森病的发病规律吻合,说明肾虚是帕金森病的病机关键。并且已有大量关于补肾法治疗帕金森病的机制研究,证实了补肾法为古今医家所使用的临床治疗大法,备受重视。

现代研究表明"补肾法"对帕金森病的治疗,比西医药治疗更具优势。特别在开关效应等不良反应方面。郑绍周使用补肾法治疗帕金森病,可见步态障碍及双上肢肌肉僵硬等症状明显改善,连服3月症状消失,随证调整,未见复发。韩明向教授用补肾法能够改善患者头摇肢颤、屈伸不利症状及活动功能,无显著不良反应。杨明会等将联合中西医补肾与西药同服,与单纯西药对比。前者治疗效果更优,同时对精细运动功能的调节具有明显的改善作用。更有研究将补肾中药与左旋多巴联合普拉索、多巴丝肼片等进行临床疗效比对观察,结果显示中药安全性高、疗效更好,为减缓帕金森病的发展拓宽了治疗思路。

二、中医肾脑相关理论与帕金森病

(一)中医"肾脑相关"理论的现代医学内涵

现代医学理论发展迅速,对帕金森病致病机制的研究日趋深化。其机制不仅包括解剖学肾脏与脑本身及其他脏腑功能,亦有神经细胞的代谢及各类相关因子的分子水平变化。两者从不同层面入手,揭示了帕金森病的内在致病关系。

研究显示"肾精虚损"模型大鼠中,大鼠的脑重量、形态结构均异常,表现出精神不振、反应力低下、记忆度下降等髓海不足的症状。同时,现代药理学证实,补肾中药如附子、锁阳、淫羊藿等可使异常核酸代谢恢复,调整中枢神经系统功能。运用补肾活血方能显著降低缺血再灌注大脑海马神经细胞的凋亡率。补肾活血方可以上调海马区谷氨酸受体数目,提高其与突触后膜受体的结合能力,从而保护神经元细胞,改善老年痴呆的状况。本团队通过前期研究,认为补肾中药对脑的作用可能是通过海马-下丘脑,调控神经-内分泌-免疫网络,进而调动了机体内源性生物活性物质。而"髓"的物质基础可能就是某种或者一系列由这个网络分泌的生物活性物质。由此揭示了肾与脑的相关性,肾虚可导致脑损伤,补肾在治疗脑病过程中起重要作用。

(二)中医肾脑相关理论对PD治疗的指导意义

脑是奇恒之腑,位居人体高位,被包含于颅腔内,整体范畴在天灵盖与风府穴之间。故《灵枢·海论》载"脑为髓之海,其输上在于其盖,上通于脑,合称脑髓,下在风府",风府内通脊椎,以脊髓充养,络属于脑。脊髓、脑髓及骨髓的基础物质均流通于脑,根据"脑为髓海"可见一斑。脑作为汇聚元神和诸髓的致密性器官,与周身髓质联系紧密。其外表现为人体头面眼耳口鼻舌,其内表现为脑髓神明。人的视听言动、嗅尝感觉、思维认知等均受脑的影响。《华洋藏象约纂·脑论》记载"夫居元首之内,贯腰脊之中。统领官骸,联络关节,为魂魄之穴宅,性命之枢机,脑髓是也",由此可知,脑的生理功能有主宰生命活动、精神意识和感觉运动等。

综上,脑是人体生命存亡的关键,是人体生存活动的重要主宰与体现。"诸髓者,皆属于脑。"作为髓质汇聚的终点器官——脑,其物质基础为"髓"。髓也有先天、后天之分。如"人始生,先成精,精成而脑髓生"(《灵枢·经脉别论》),"五谷之津液和合而为膏者,内渗于骨空,补益脑髓"(《灵枢·五癃津液别》)。人生先成精形成脑髓,经过五谷充养补益。因此,构成人体生命活动的基本物质"精气血津液"、生命活动的主宰及外在体现"神",均与脑髓有密切的相关性。

"精"源于古代哲学,指代一种维持万物生成不息的物质。根据中医取象类比的特点,中医范畴内的"精"不仅指人类繁衍必备的精华物质,亦可作为构成人体生存活动液态质精华的泛称。人体之精有繁衍生命、化神、化气血等功能,可依据先后天来源、特殊功用、脏腑之别进行分类。

肾为先天之本,是"精之处也",具有承载先天之精、收纳后天之精的功能。故《素问·上古天真论》曰"肾者,受五脏六腑之精而藏之"。肾精与人体各脏腑之精相滋为用,关系紧密,是天癸生成的保证。故《素问·上古天真论》曰"二八,肾气盛,天癸至,精气溢泻,阴阳和,故能有子",精生聚而成髓,脑为髓海,肾精尤其与"人身大主——

脑"关系密切。

脑本不可生髓,其所有之髓必来源于先天、后天之精。先天、后天之精又根于肾,肾精为肾的极重要物质基础,与脑髓的生成密不可分。其两者通过脊柱与经络相通,故《医林改错·脑髓论》有"因饮食生气血,长肌肉,精汁之清者,化而为髓,由脊骨上行入脑,名曰脑髓"。肾主骨生髓,肾的物质基础及生理功能对生骨成髓具有指导性作用。肾精作为"先天之精",可掌控人体的生长发育。肾精充足,骨髓生化有源,骨得以养,则骨骼坚固力强;反之则肾精亏虚,骨髓失养,生化乏源。孩童表现为囟门关迟、骨软立迟等,老年人表现为骨质脆弱不坚、易骨折断裂等。严重者更有小孩智力发育延缓,言语感官反应迟钝,老年人丧失行动力,有记忆力、思维认知能力障碍等脑部系统病理表征。

中医藏象理论中的"肾脑相关"并非肾与脑结构及功能的简单重叠,而是具有丰富的生理病理内涵。其具体体现在结构相关、经络联属、精神互用等方面。

1.结构相关

肾居于下,脑为上窍。两者以髓质为物质基础,通过脊柱通路相连。结合《素问·痿证》"肾主骨生髓"、《素问·五藏生成》"诸髓者,皆属于脑"的主旨,说明肾、脑两者,虽位置不同,但肾充盈脊髓与骨髓,是脑髓生成之根本。肾与脑在物质基础上具有结构联系。

2.经络联属

经络作为人体结构的重要组成部分,亦体现了肾、脑的相关性。如《灵枢·海论》指出,脑的腧穴界定分别位于督脉经头顶正中的百会穴,以及行经的风府穴。《素问·骨空论》云:"督脉者,起于少腹以下骨中央。女子入系廷孔,其孔溺孔之端也。其络循阴器,合篡间,绕篡后,别绕臀,至少阴与巨阳中络者合,少阴上股内后廉,贯脊属肾,与太阳起于目内眦,上额交巅上,入络脑,还出别下项,循肩膊内,挟脊,抵腰中,入循膂,络肾。其男子循茎下至篡,与女子等。其少腹直上者,贯齐中央,上贯心,入喉,上颐环唇,上系两目之下中央。此生病,从少腹上冲心而痛,不得前后,为冲疝;其女子怀孕,癃,痔,遗溺,嗌干。督脉生病治督脉,治在骨上,甚者在齐下营。"督脉分支络肾,行脊内与髓、脑均有密切关系。《黄帝内经·灵枢》记载:"经脉者,所以行血气而营阴阳,濡筋骨,利关节者也""夫十二经脉者,内属于脏腑,外络于肢节。"因督脉作为阳脉之海,其对机体各肢体经络、奇经八脉的统摄可经过"贯脊"的循行路线,从而影响脑的正常功能。故《存存斋医话稿·卷一》亦云:"脑散动觉之气,厥用在筋,第脑距身远,不及引筋以达四肢,复得颈节脊髓,连脑为一,因遍及焉。"

3.精神互用

《本草纲目》记载:"脑为元神之府。"脑作为生命的枢机,既可主宰人体生命活动,又可主导人的精神意识及感觉运动。因此,肾、脑相关的实质内涵,是多维度、多层次的,可概括为结构、经络及精神等方面。肾精化髓充脑是脑功能正常发挥的物质根本,同样脑功能正常又可调控与影响身体各脏腑经络感觉运动的正常,故"肾脑相关"理论是人体能够正常进行活动与知觉的生理基础。

大脑生理功能失衡后,会引起一系列行为上的异常表现。故《医学衷中参西录·论脑贫血治法》说"人之脑髓空者,其人亦必头重目眩,甚或猝然昏厥,知觉运动俱废,因脑髓之质原为神经之本源也",《医易一理·人身脑气血脉根源脏象论》有"脑气筋入五官脏腑,以司视听言动""人身能知觉运动,及能记忆古今,应对万物者,无非脑之权也"。人的知觉运动、精神意识甚至生命活动,均由大脑掌控。脑髓充盛则感觉运动功能正常、轻劲有力、行动灵活;反之,则运动功能懈怠失常、感觉障碍、神志异常。老年人年老体虚,精神实践活动日久,易导致肾虚亏耗。由肾衰竭引起中枢神经系统损伤的肾性脑病。早期的疲乏头晕,进一步发展为痉挛、震颤、步态失衡,甚至昏迷等临床表现,便是肾病及脑的直接说明。此外,老年病多发为慢性病,"久病及肾"也是肾生髓无力,脑窍空虚的常见病理因素。故治疗脑部病变,可以依据肾脑相关理论,从肾藏入手,以提高临床治疗效果。综上所述,脑病及肾,肾病及脑,肾脑相关性,亦可为肾脑藏失衡导致的相关疾病而提供临床治疗思路。

(三)中医"肾脑相关"理论的现代医学内涵及其指导PD治疗的机制探究

中医肾藏象理论与脑的发育充盛关系密切。紧随着现代医学理论内涵的延展,中医的肾藏象理论,可从解剖概念及功能意义两个方面进行论述。解剖学方面指出"肾者水脏,主津液",清晰地说明了解剖范围内,中医学在肾脏调节人体水液代谢中的地位十分重要,这一理解与现代医学肾脏在泌尿系统中的功能相吻合;从功能意义上指出"肾藏精、主生长发育、生殖,在体合骨、生髓",解释了中医学肾脏在生殖系统、内分泌系统和神经系统等多系统中的功能意义。

中医"脑"藏象与肢体运动功能活动关系紧密。根据现代医学理论的扩充,中医"脑"藏象理论亦有解剖含义及功能范畴两方面。解剖学方面指出"精成脑髓生",强调"肾藏精,充骨生髓,髓聚成脑"。精血充盛则脑窍清明,基本物质满足脏腑发挥正常功能所需要。因此机体各项功能正常,运动如常,与现代医学中运动系统所强调的重点重合。功能范畴强调"脑为一身之大主,能知觉运动,权在脑",阐明了中医"脑"

在神经系统、循环系统等中的功能意义。

在"整体观念"和"辨证论治"中医理念的指导下,治病必求本。根据帕金森病肾虚的病机,补肾法临床疗效优良。但目前对帕金森病的作用机制仍未完全明确,为此有学者从现代分子生物学,如分子学、基因学等角度进行探究。结合目前已有论证,补肾法可能通过提高抗氧化酶含量、消除自由基、抑制线粒体功能损害、抑制过度氧化应激反应、调控泛素蛋白酶体系统、抑制炎症反应等途径,对多巴胺能神经元起到保护和促进修复作用。

1.氧化应激

氧化应激反应在神经毒性中具有重要作用。活性氧作为细胞氧化的中间部分,一方面可通过氧化作用为机体产生能量;另一方面能够在抗氧化作用中清除多余的代谢物。当活化氧功能障碍时,抗氧化作用受损,氧化应激反应成立,导致大量代谢物积聚发生自身氧化,造成氧化损伤,迫使神经细胞遭受破坏。许艺惠通过补肾复方,对过氧化氢损伤后的细胞进行检测,发现补肾复方可以清除氧化应激反应所产生的超氧自由基(SOD),提升MES23.5细胞中抗氧化酶CAT、GSH、GPx-1的表达,达到抗氧化应激的作用。陆征宇使用补肾养肝息风方药干预后,CAT、GPx-1、SOD含量水平升高,神经元损伤情况有所改善。何建成观察复方地黄方治疗后发现,GPx-1、GSH、SOD的含量升高,活性氧、MDA含量下降,提示复方地黄方可提高抗氧化能力和清除自由基的能力。

2.线粒体功能缺陷

线粒体作为供能组织,与活性氧的生成关系紧密。线粒体在电子传递链磷酸化作用下产生ATP与活氧自由基。正常情况下,受线粒体及细胞质中超氧化物歧化酶和谷胱甘肽等相关物质作用,活性氧被催化为保护细胞不受氧化应激损伤的二价氧及水。若活性氧未被完全催化,则会导致线粒体功能障碍。抑制线粒体呼吸链复合体Ⅰ(ComplexⅠ)的生成,致使氧化应激反应。有研究证实,PD患者脑黑质中ComplexⅠ活性明显减退,动物实验表明,使用MPTP及鱼藤酮应用复合体Ⅰ抑制剂可导致多巴胺能神经元丢失,出现PD样症状。因此,线粒体功能障碍,在一定程度上加快了机体氧化应激反应及神经退行性进程。

3.炎症机制

脑内神经元和胶质细胞构成的炎性复合体、星形胶质细胞、活性氧族及各种细胞因子均能导致大脑炎性反应。反应发生后,通过对损伤部位释放各类神经毒性因子,增强氧化应激反应,进而导致神经元凋亡级联反应发生,导致神经元发生进行性变性坏死。

动物实验证实,MPTP 制备的小鼠帕金森病模型上有星形胶质细胞的激活和增生,其能够释放某些炎症因子与 MPTP 共同导致多巴胺能神经元大量变性、死亡。黑质、纹状体区均有 TNF-α、白细胞介素-1β(IL-1β)及干扰素-γ(IFN-γ)等高水平的细胞因子对多巴胺能神经元产生毒性作用,激活氧化-炎症级联反应,诱导神经元凋亡、变性坏死。帕金森病患者血清的检测结果发现,IL-2、IL-4、IL-6、IL-10、TNF-α 的浓度均明显增加。张永军对 6-OHDA 诱导的帕金森病动物模型与正常对照组比较,P40(IL-12P40)阳性细胞显著增多,IL-12P40 的 mRNA 表达显著增多,导致多巴胺能神经元损伤。常学辉推测龟羚帕安丸保护多巴胺能神经元的作用,可能是通过下调 IL-1β、IFN-γ、iNOS 和 IL-6 的表达,干预炎症因子的释放实现。补肾益智方已证实能够抑制 PD 模型小鼠脑内星形胶质细胞和小胶质细胞的激活,抑制 PD 模型小鼠中脑神经炎症反应。

4.α-突触核蛋白与泛素蛋白酶体系

PD 作为蛋白病的一种,其发生和发展与 α-syn 的异常聚集和泛素蛋白酶体系(UPS)功能缺陷联系密切。UPS 由泛素、泛素活化酶、泛素结合酶、泛素蛋白连接酶、去泛素化酶、蛋白酶体及其底物(蛋白质)构成,UPS 是降解细胞内聚集或错误折叠蛋白质的基本生化通路,参与各类细胞的生殖与凋亡,以调控细胞达到正常生理状态及功能。中枢神经系统中,UPS 中任意部分的功能缺陷均会产生严重不良影响。α-syn 作为蛋白酶体的底物,是组成路易小体的主要成分,目前,已证实 α-syn 的异常可导致家族性 PD 的发生,其主要的途径是 UPS 的功能异常。

由于遗传、环境、年龄等因素的影响,机体抗氧化应激能力降低,导致自由基聚集,使机体进一步老化,影响蛋白降解通路,UPS 功能衰退,导致蛋白降解失常。中枢神经系统表现为,大量未降解蛋白积聚于神经细胞内,最终形成包涵体-路易小体,产生毒性作用,造成神经细胞凋亡。

第四节　从"肾藏精,精舍志"理论探讨帕金森病与阿尔茨海默病异病同治的理论基础

一、"肾藏精,精舍志"的理论阐释

(一)"肾藏精"的理论阐释

肾藏精,是肾的主要生理功能,是指肾具有贮存、封藏人体之精的功效。这一概

念早在《黄帝内经》中就有明确记载。《素问·六节藏象论》中有："肾者主蛰,封藏之本,精之处也。"可知肾的主要生理功能之一为藏精。肾的封藏、固摄作用是可以防止人体之精的过量排泄与亡失。肾所藏的精,包括先天之精与后天之精两部分。先天之精来源于父母,是禀受于父母的生殖之精。它与生俱来,这种精藏于肾,成为繁衍下一代的物质基础。后天之精来源于脾胃,是胎儿出生后,通过脾胃的运化功能从饮食中摄取来的精微物质。它是维持人体脏腑组织器官功能的物质基础,具有滋养脏腑的功能,故有人称之为"脏腑之精"。正如《素问·上古天真论》："肾者主水,受五脏六腑之精而藏之。"肾藏精理论初步形成于《黄帝内经》时期,成熟于明清时期,该理论的形成发展经历了一个漫长的过程。历代医家对肾的理解各有己见,但对"肾藏精"理论的阐释始终未变,而"精舍志"是以"肾藏精"为前提和基础的。

(二)"精舍志"的理论阐释

志,指人的意志和经验的存积,即将短时记忆中的感觉、知觉、表象等信息,经过强化、重复等,使形成长时记忆的过程;也指心理的指向和集中。《灵枢·本神》说:"意之所存谓之志。"志是记忆的保持,也指心理活动的指向和集中。《灵枢·本神》曰"肾藏精,精舍志,肾气虚则厥,实则胀,五脏不安",说明了肾精虚实的病证,同时论述人的精神活动与五脏均有关,即所谓"五脏藏志观"。志以精为产生基础,由肾所主,即"肾藏精,精舍志"。故老年期肾精亏虚就会出现健忘,而病理上的健忘亦与肾精不足有关。

(三)"肾藏精"与"精舍志"关系的论述

1.肾藏精,生髓充脑,是精舍志的物质基础

肾藏精,精生髓。髓又分为骨髓、脑髓、脊髓等。肾藏精,肾精化生脑髓,上充于脑,是精舍志的物质基础。肾所藏之精是脑髓化生的物质基础,由于肾精生髓,髓聚为脑,称为"脑为髓之海",脑髓依赖于肾精的充养。脑为元神之府,人的视觉、听觉、嗅觉、感觉、记忆思维等皆出于脑。脑髓的充盈与否直接决定脑功能的正常与否,脑髓充盈则神清气旺,而脑髓依赖于肾精的化生、充养。正如《灵枢·经脉》所说:"人始生,先成精,精成而脑髓生。"肾精充足,髓海得以充养,则人体精力充沛、思维灵敏、语言清晰、耳聪目明。肾精充足,髓海充养,志方可得以安舍于肾。

2.肾藏精、精能化神,神旺则志的活动正常

精是人体生命的原始物质,神则是生命活动的调节和生命力的外在表现,故精为

神之源,神又能益精,互为因果,常与精神并称。神源于父母的生殖之精,并得到水谷精微的不断充养而旺盛。精能化神,神寓精中,故精盛则神旺、精益则神明、精畅则神健。人体之精分藏于五脏,但主要藏于肾中。肾中贮藏精充足则五脏之精充足,肾精与五脏之精充足则神旺。志是五神之一,是对神志活动的高度概括。神旺则志的活动正常,表现为人体思维敏捷、记忆力正常。

二、肾不藏精、精不舍志是阿尔茨海默病和帕金森病出现认知功能障碍的共同致病基础

肾藏精,生髓充脑,是精舍志的物质基础,故肾不藏精为阿尔茨海默病(AD)和PD发病的核心病机。肾中所藏精包括两部分,一部分为肾中所贮藏的先后天之精,另一部分为其余脏腑富余之精。故肾精亏虚亦分为肾中所贮藏精不足,与五脏中所贮藏精亏虚。

(一)肾精亏虚

肾藏精,肾对于精气具有闭藏作用。肾中所贮藏、先后天之精化髓充脑,肾精充足则脑髓充盈。因年高久病等因素导致过度损伤肾精,肾精亏虚无以化髓充脑,髓海不足,志不得安舍于肾而为病,表现为思维缓慢、记忆力衰退、耳聋目花等。

(二)五脏亏虚

生命个体以先天之精为本,出生后得到后天之精的不断补充和滋养。先天之精和后天之精皆贮藏于肾中。肾中除贮藏先、后天之精,亦贮藏其他脏腑富余之精,故肾对全身脏腑之精有重要的调节、贮藏作用。肾中贮藏之精充足,可以源源不断地滋补其他脏腑之精;反之,肾精亏虚不得调和、充养其他脏腑,亦可导致其他脏腑之精亏虚,故有"肾虚必及全身"之谓。同理,五脏功能虚衰,所藏之精亏虚,需依靠肾精的充养而补充五脏之虚,故有"五脏之伤,穷必及肾"的说法;肾脏亏虚与其他脏腑亏虚可相互影响、相互作用。

帕金森病是一种与年龄相关的神经系统进行性变性疾病,属于中医的"颤证"范畴。《内经》中记载,颤证的表现病位在筋骨,而病变基础在脑和肾。帕金森病发病的根本原因是年龄老化,导致肾精亏虚、脑髓空虚,进而出现"内风"的症状表现。患者的临床症状除了运动症状(颤)外,非运动症状在疾病中晚期会严重影响患者的生活质量,其中以认知功能障碍尤为显著。帕金森病患者出现认知功能障碍与肾不藏

"志"的病理表现大致相同,可以出现对事物的感知能力下降,记忆力下降,语言、沟通等抽象思维能力下降,甚至会出现痴呆的临床表现,探究其症状出现的原因,与"肾藏精、精舍志"功能障碍密切相关。

阿尔茨海默病是一种以记忆和认知功能进行性损害为特征的神经退行性疾病。唐代孙思邈的《备急千金要方·养性》中明确提出,老年痴呆病的发病责之于"肾精竭乏,阳气日衰",所记载的临床表现与现代医学的老年痴呆有许多相似之处。唐容川的《中西医汇通医经精义》中记载:"事物之所以不忘,赖此记性,记在何处,则在肾精。益肾生精化为髓而之于脑中。"这些古籍均提出肾精生髓、髓上注于脑、脑髓是记忆的物质基础。因而,年老肾精亏虚、脑髓空虚,肾藏志的功能障碍,使临床出现认知障碍。

三、肾不藏精、精不舍志是阿尔茨海默病和帕金森病异病同治的病机基础

AD中医学属于"痴呆"范畴,多由年迈体虚、七情内伤、久病耗损等原因导致气血不足,肾精亏虚,脑髓失养,或气滞、痰阻、血瘀于脑而成。病理性质多属本虚标实之候,本虚为肾精亏虚、脑髓空虚,标实为气、火、痰、瘀内阻于脑。PD中医学属于"颤证"范畴,是由于年老体虚、情志过极、饮食不节、劳逸失当,导致阴精亏虚、脑髓失养致虚,表现为运动迟缓,肢体震颤不止,思维、记忆障碍。病理性质亦属于本虚标实,以肾精亏虚、脑髓不充为本,兼有风、火、痰、瘀实邪致病因素,为本虚标实证。

AD和PD都属于脑老化疾病,衰老(生理性肾虚)是目前唯一可以确定的病因,中医学认为,随着年龄的增长,人体肾中的精气经历"弱—盛—衰"的演变过程,衰老的本质是"肾精亏虚",肾精虚则髓海不足,不能上充于脑,造成脑髓空虚,容易受痰、瘀等浊毒或内风侵犯而发病,其中AD多由痰、瘀等浊毒侵犯,而PD除痰、瘀等浊毒侵犯之外,主要还有内风的症状,因此,两者的病因病机是复杂的。但是,AD和PD的证候要素有肾精虚、脑髓空和痰、瘀、内风等,其中"肾精虚"和"脑髓空"是AD和PD的共同发病机制,即AD和PD共同的证候要素,"肾"和"脑"为AD和PD的共性证候要素靶位。AD和PD是两种具有不同临床表现的不同疾病,但在发病过程中出现了相同的病机——"肾虚髓空"证和相同的证候要素——"肾虚髓空",因此,根据"异病同证理论、AD与PD"属中医学"异病同证"的范畴。在整体观念和异病同证理论的辩证思维指导下,临床治疗采用"补肾填髓法"作为AD和PD的基本治疗原则,在此基础上再根据痰、瘀、内风等病邪的存在辅助以其他治法。

地黄饮子方最早见于金代刘河间的《宣明论方》,全方具有滋肾阴、补肾阳、化痰开窍之功效,方中熟地黄、山茱萸补肾益精;肉苁蓉、巴戟天相合,温肾壮阳,四药合用,阴阳并补,培补下元虚衰,共为君药。附子、肉桂大辛大热,助阳益火,协助肉苁蓉、巴戟天温暖下元,补肾壮阳,摄纳浮阳,引火归元。石斛、麦冬滋阴益胃,补后天以充养先天;五味子酸涩收敛,合山茱萸可固肾涩精,配伍肉桂能摄纳浮阳、纳气归肾,五药合用,助君药滋阴温阳补肾之力,同为臣药。石菖蒲与远志、茯苓合用,化痰开窍,以治痰浊阻窍之标,为佐药。姜、枣和胃补中,调和药性,为使药。全方阴阳双补,上下同治,以培补下元虚衰之本为主,兼化痰开窍,可谓标本兼顾。AD 与 PD 病位在脑,肾虚髓空是其共同证候要素,地黄饮子与其方证相应,故可用于 AD 和 PD 肾虚髓空证的治疗。具有"肾阴阳双补"作用的地黄饮子是针对"肾虚髓空"病机的有效方剂,故对 AD、PD 都具有治疗作用,这与中医理论中的"异病同治"理论相符合。课题组前期在临床运用地黄饮子加减治疗 AD 和 PD 取得了良好的临床疗效。在作用机制方面,课题组发现地黄饮子作为干预方剂能够有效抑制炎症反应、氧化应激、脑神经元损伤、泛素-蛋白酶体系统缺陷及糖代谢异常。

第二章

帕金森病的病因和发病机制

第一节　帕金森病的病因

临床上将帕金森病分为散发性和家族性,其中,家族性PD仅占所有病例的10%~15%,而散发性帕金森病的大多数患者没有已知的病因,所以环境和生活方式因素在该疾病中起着重要作用。同时,多种细胞机制和基因突变等的影响因素可能与帕金森病的病理机制有着密切的联系,而这种相关因素也不是单一的作用,各个因素之间有着许多的联系共同影响着PD进程的发展,包括年龄因素、遗传因素、环境因素、免疫学因素等。

一、年龄因素

国内外流行病学调查均显示,帕金森病的发病年龄主要集中于中老年。50~59岁年龄段其发病率为106.7/100 000,而70~79岁年龄段发病率则增加10倍,达到1086.5/100 000,80岁以上年龄更是达到了1903/100 000。PD的发病率和患病率随着年龄的增高而增加。

多项尸检和临床研究证实,年龄老化与PD有明显的相关性。McGeer等通过尸体解剖及形态测定方法,对20~90岁不同年龄组的非PD正常人黑质多巴胺能神经元进行计数,结果显示,年龄每增加10岁,黑质多巴胺能神经元的数目就减少约6.9%。Scherman等通过尸体解剖测定49例正常人及57例PD患者纹状体α-双清丁苯那嗪(单胺转运囊泡的特定配体)的结合密度发现,正常人纹状体的DA含量每10年以7.4%的速度呈年龄依赖性下降,而PD患者的下降率则是正常人的2倍。Booij等运用SPECT技术测定了不同年龄的36名正常个体纹状体DA转运体(DAT)的浓度,发现其呈明显的年龄依赖性下降。

动物实验也证实了年龄老化对黑质纹状体系统的影响。Irwin等对青、中、老年3

组松鼠猴黑质纹状体系统的研究表明,随着年龄的增长,黑质及豆状核壳部DA含量明显下降(黑质70%,豆状核30%),而尾状核DA含量无明显下降。这种丢失模式与PD的丢失模式相似,因此Irwin等认为年龄老化与PD的发病关系密切。

二、遗传因素

在过去的研究中,人们对PD的遗传学进行了许多研究和探讨,雨果基因命名委员会(HGNC)已确定并指定至少23个帕金森病基因座和19个帕金森病致病基因为帕金森病致病基因,其中包括10个常染色体显性基因和9个常染色体隐性基因,关联研究也揭示了散发性帕金森病的各种遗传风险位点和变异。5%~10%的患者患有单基因型PD,其中,常染色体显性突变主要有SNCA、LRRK2和VPS35,常染色体隐性突变主要有PINK1、DJ-1和Parkin,导致该疾病具有高外显率。

三、环境因素

环境因素导致帕金森病发病学说起源于1983年。当时,美国一群年轻人在吸食毒品后出现了与帕金森病患者相似的症状,包括运动迟缓和肌僵硬等,并且左旋多巴对其有很好的疗效。对他们吸食的合成毒品进行检测后发现其内含有1-甲基4-苯基-1,2,3,6-四氢吡啶(MPTP),同时应用MPTP在其他灵长类动物身上也诱导出帕金森病样症状。MPTP本身不具有毒性,其神经毒性机制为:MPTP能通过血脑屏障而被多巴胺能神经元摄取,通过单胺氧化酶(主要为单胺氧化酶B)转化为甲基-苯基吡啶离子(MPP+),后者可直接被多巴胺能神经元膜上的单胺转运体摄取进入细胞,然后进入线粒体,特异性地与线粒体复合物Ⅰ相结合,并抑制其活性,进一步抑制ATP合成。MPP+还可以导致复合物Ⅰ失电子,使其产生过氧化物,大量的氧自由基,最终使多巴胺能神经元变性死亡。流行病学调查显示,除草剂、杀虫剂等农药也是帕金森病的重要危险因子,经常接触这些农药的人群中,帕金森病的患病率明显高于非暴露人群。农药鱼藤酮和除草剂百草枯是广泛的线粒体复合酶Ⅰ抑制剂。

(一)MPTP

1-甲基-4-苯基-1,2,3,6-四氢吡啶(MPTP)首次被发现是在20世纪80年代初,在静脉注射MPTP之后出现几例帕金森病。MPTP具有亲脂性,容易穿过血脑屏障,在胶质细胞中代谢为不稳定的有毒代谢物1-甲基-4-苯基吡啶(MPP+),这是一种线粒体呼吸链抑制剂,MPP+被释放到细胞外空间,被多巴胺能神经元上的多巴胺转运体

（DAT）吸收，并抑制线粒体电子传递链的复合物Ⅰ，阻断电子流，从而损害ATP的生成和ROS。除了在复合物Ⅰ处扰乱电子流外，MPP+还被认为能增加超氧物的产生，氧化应激可能是由于MPP+破坏多巴胺稳态并触发多巴胺从囊泡储存中释放，导致形成氧化代谢物，包括多巴胺醌和过氧化氢。在产生破坏性氧化剂的同时，MPTP可能利用兴奋毒性、一氧化氮的形成和细胞凋亡等机制导致黑质纹状体变性。一氧化氮是一种自由基，当它与超氧阴离子相互作用时会产生过氧亚硝酸盐，过氧亚硝酸盐会破坏细胞大分子，最终导致神经元死亡。过氧硝酸盐可导致线粒体功能障碍，氧化亚氮也可导致线粒体功能障碍，从而加剧MPTP的毒性作用。MPTP也是目前PD模型一个很重要的途径，它能够反映出路易小体在脑内的形成。

（二）百草枯和鱼藤酮

百草枯是一种常用的除草剂，它的分子结构与MPP+分子结构相似。它的主要作用途径是：由于百草枯对线粒体内的线粒体复合物Ⅰ亲和力较低，因此，复合物Ⅰ的抑制在百草枯的神经毒性中不起关键作用，这是它与MPTP不同的部分。百草枯激活戊糖磷酸途径，增加NADPH还原当量，刺激百草枯氧化还原循环，作为一种氧化还原循环化合物，百草枯通过损害谷胱甘肽和硫氧还蛋白的氧化还原循环而诱导氧化应激，这会抑制细胞内抗氧化系统的功能。此外，百草枯还刺激葡萄糖摄取的增加、葡萄糖转运蛋白向质膜的转移，以及AMP活化蛋白激酶的激活，百草枯对SNc多巴胺能神经元具有高度选择性，只能在小胶质细胞中杀死中脑多巴胺能神经元，多次注射后会导致激活小胶质细胞，并使多巴胺能神经元在随后的注射中退化，多次注射后会导致50%的损失。综上，百草枯会通过多种机制对PD的形成产生影响。

鱼藤酮作为一种天然杀虫剂，主要用于有机农业和控制鱼类种群，由于其疏水性结构，它可以在没有转运体的协助下轻易穿过血脑屏障，再通过转运体积累在线粒体中，并通过抑制线粒体复合物Ⅰ发挥毒性作用，线粒体的抑制导致ATP合成不足，细胞内ROS的产生和积累增加，以及随后的细胞死亡，也对PD的形成有着很大影响。

四、免疫学因素

目前，研究表明，免疫系统功能异常在帕金森病的发生和发展过程中起到非常重要的作用。α-突触核蛋白的过度聚集和小胶质细胞的功能异常是造成多巴胺能神经元损伤的直接原因。免疫和神经炎症是机体抵御感染和损伤的一种保护机制，但过度的免疫和神经炎症会破坏正常组织，导致脑中多巴胺能神经元炎性损伤，促进PD

的病理发展。PD患者血液中的巨噬细胞、淋巴细胞等通过细胞因子、趋化因子等的相互作用,穿过并破坏血脑屏障,引起中枢神经系统炎症。

第二节　帕金森病的发病机制

帕金森病是仅次于阿尔茨海默病的第二大神经退行性疾病,其病因和发病机制迄今不明确。随着科学研究的深入,大家一致认为,帕金森病的发病是由多种致病因素相互交织作用,而非单一因素所导致。目前在病理显示下已经发现帕金森病的两个特征:黑质致密部(SNpc)多巴胺(DA)神经元缺失,纹状体多巴胺能进行性丢失;细胞质中存在嗜酸性蛋白沉积(路易小体,Lewy小体)。基因的易感性增加了患病的概率,同时,在环境因素的作用下,通过免疫炎症反应、氧化应激作用、线粒体功能缺陷、蛋白降解系统功能紊乱、钙稳态失衡、兴奋性神经毒性、细胞凋亡等机制导致中脑黑质致密部多巴胺能神经元的变性丢失,以及黑质残留的神经细胞内出现路易小体。

一、多巴胺和神经元的丢失

多巴胺是一种天然神经递质和神经激素,通过结合大脑中的5种DA受体(D1~5)而发挥作用。DA的产生是儿茶酚胺合成的第一步,即苯丙氨酸。苯丙氨酸羟基化为酪氨酸,然后再次生成左旋多巴(LD),最后通过脱羧反应生成DA。这种级联反应是在三种酶的帮助下完成和催化的,限速酶是酪氨酸羟化酶,儿茶酚胺神经递质可通过负反馈抑制这种反应,以保持DA的适当调节。DA在身体许多系统中都存在,包括中枢神经系统、循环系统、肾系统、消化系统和免疫系统。它在中枢神经系统中的作用是控制运动和情绪的基石。帕金森病作为一种神经退行性疾病,其主要的临床表现为运动症状,如静息性震颤、运动迟缓和强直。除运动症状外,帕金森还表现出非运动症状,包括(但不限于)认知、情绪、睡眠和嗅觉等问题。多巴胺是负责学习和执行运动功能的神经递质,PD的运动症状主要是由于基底节多巴胺的减少,基底节中多巴胺的耗竭是PD的标志性生化异常之一。准确来说,在人类健康大脑中,中脑的部分包括一个叫作黑质的区域,神经元细胞在那里退化,而这个区域通过化学信使多巴胺与纹状体通信,所以当神经元细胞耗竭,纹状体内的DA也随之减少。有研究表明,在PD的主要运动特征开始出现之前,黑质-纹状体系统中多达80%的多巴胺能细胞丢失,亦有专家认为至少50%的黑质DA神经元和70%的壳核DA组织内容物丢失时,就会出现典型的运动特征。

二、α-突触核蛋白和路易小体

α-突触核蛋白（α-syn）被认为是神经退行性变的主要标志，α-syn是路易小体（Lewy body）这一PD主要病理标志物的主要成分。α-syn是一种含有140个氨基酸的高度保守的突触前蛋白，在正常情况下，α-syn主要在大脑突触前终末表达，其一级结构可分为3个区域：带正电的N端区域、具有高度聚集倾向的中心疏水区域和高度酸性的C端结构域。α-syn的主要生理作用是调节神经元膜的稳定性、突触前信号和通过突触小泡进行膜运输。正常情况下，α-syn附着在突触小泡膜上，以未折叠单体或四聚体的形式存在于细胞质中，α-syn控制突触小泡的聚集和释放，并与心磷脂一起稳定线粒体膜上的电子传递链蛋白。此外，氧化应激、蛋白质水解、脂肪酸浓度、磷脂和金属离子等因素调节α-syn的结构，导致不同形式的蛋白质，包括寡聚体和纤维，可以发育成细胞质包涵体。

路易小体在细胞质中以单个或多个球形团块的形式存在，由一个紧密的蛋白质核心组成，周围有一个浅晕，多见于黑质及迷走神经背侧运动核、梅内特基底核、蓝斑等区域，在PD后期的大脑中更为广泛。路易小体的形成是PD的标志，且路易小体的主要成分是神经元蛋白α-突触核蛋白，所以α-突触核蛋白与PD的发病机制有关。路易小体的形成过程简单来说是错误折叠和聚集的α-突触核蛋白积累到名为Lewy小体的神经内包涵体中，α-突触核蛋白的错误折叠被赋予朊病毒样特性，使其能够在细胞间传播。错误折叠的α-突触核蛋白也可以作为模板，在受体细胞中诱导内源性α-突触核蛋白的错误折叠，导致低聚物的形成，进而发展为原纤维，最终形成路易小体，其中形成的低聚物和原纤维具有高度毒性，从而影响线粒体功能、内质网-高尔基体运输、蛋白质降解和突触传递，这些细胞内效应被认为会诱发神经退行性变。α-syn低聚物和原纤维及单体可以在细胞之间转移，并诱导疾病传播到其他大脑区域，它的传播机制多种多样，包括通过内吞、直接穿透、跨突触传递或膜受体发生，一旦进入宿主细胞，α-syn聚集体可以通过上述机制形成核聚集体并繁殖。α-syn不仅存在于大脑中，也存在于周围神经之中，尽管错误折叠的α-突触核蛋白是路易小体的主要成分，但超微结构和蛋白质组学研究表明，这些异常沉积包含过多的其他细胞成分，包括脂膜和细胞器碎片，这些发现表明，路易小体相关的形成过程可能是PD神经毒性的主要驱动因素，同时也表明其可推动帕金森病程的进一步发展。

第三章

地黄因子调控帕金森病肾虚证 α-突触核蛋白的机制研究

第一节　实验操作

一、实验材料

(一)实验动物

SPF级雄性SD大鼠60只,体重(230±20)g,购于北京维通利华实验动物技术有限公司[合格证号:SCXF(京)2018—0003]。将实验动物饲养于山西中医药大学实验动物房,自由饮食,自然光源,室温(24±3)℃。适应性喂养1周后进行实验。本研究中对实验动物的操作均严格按照山西中医药大学的动物伦理相关要求与规定执行。

(二)实验药品、试剂及制备方法(表3.1)

(1)D-gal溶液:D-gal粉末以生理盐水为溶媒,以大鼠腹腔注射给药剂量为50.0 mg/kg、注射体积为5mL/kg计算,D-gal完全溶解后的浓度为1%。

(2)鱼藤酮溶液:将鱼藤酮按照1.5 mg/mL溶于DMSO中。

(3)封闭液:含5%脱脂奶粉的PBST。

(4)地黄饮子的制备:熟地黄12 g、山茱萸9 g、肉苁蓉9 g、巴戟天9 g、炮附子6 g、肉桂6 g、石斛9 g、石菖蒲6 g、麦冬6 g、五味子6 g、白茯苓6 g、远志6 g、大枣3g、生姜3 g、薄荷3 g。药物来源为北京同仁堂。原药物加3倍体积水浸泡后,煎煮30分钟后滤出,再次加入等体积的水煎煮25分钟。将反复两次煎煮液混合浓缩成178%的混悬液,最终每服药浓缩成55.6 mL,每毫升含生药1.78 g,高压灭菌后放入4℃冰箱冷藏备用。

表3.1　实验药品、生产厂家和生产型号

实验药品	生产厂家	生产型号
鱼藤酮	罗恩	R006B73
D-gal	北京索莱宝科技有限公司	D8310-100g
乌来糖	北京索莱宝科技有限公司	E8710-100g
4%的多聚甲醛	武汉博士德生物有限公司	AR1068
高脂饲料	特洛菲饲料科技有限公司	/
增强型PIRA裂解液	博士德公司	AP0102-100
PMSF	博士德公司	AR1178
BCA蛋白定量试剂盒	博士德公司	AR0146
0.45μmPVDF膜	Millipore公司	IPV00010
α-synuclein抗体	武汉三鹰	66412-1-Ig
GAPDH	博士德公司	AP0060
SDS-PAGE蛋白上样缓冲液	博士德公司	AR1112-10
羊抗兔IgG-HRP	博士德公司	BA1054
超敏ECL化学发光即用型底物	博士德公司	AR1197

(三)实验仪器

实验仪器及生产厂家见表3.2。

表3.2　实验仪器和生产厂家

实验仪器	生产厂家
制冰机	GLycogen
石蜡切片机	Leica公司
大鼠断头器	安徽正华生物仪器设备有限公司
超低温保存箱	海尔集团
酶标仪	德国Thermo
离心机	Sigma公司
超纯水系统	Millipore公司
图像采集系统	Olympus公司
电热恒温培养箱	Olympus公司
DYY-7C型垂直转移电泳仪	北京六一仪器厂
蛋白电泳系统电源	北京六一仪器厂
TS-1型脱色摇床	江苏海门市麒麟医用仪器厂
HR-120电子分析天平	德国Thermo
X71正置显微镜	Olympus公司

二、实验方法

(一)分组及造模

1.分组

将60只SPF级SD大鼠根据Rand函数,随机分为空白组、模型组、治疗组,每组各20只,病证结合模型构建,全过程为6周。

2.PD疾病模型复制

实验开始的第一天,空白组不做处理。其余组大鼠均向颈背部皮下注射浓度为1.0 mg/(kg·d)的鱼藤酮溶液,前3周注射1/2正常水平的鱼藤酮溶液,以降低大鼠的死亡率。后3周恢复正常水平注射。每周休息1天。

3.PD肾虚证模型复制

除空白组外,各组大鼠以每日50.0 mg/(kg·d)行腹腔注射D-gal溶液,持续6周;同时每日予以高脂饲料喂养。

(二)实验过程

依据大鼠与人体的体表面积折算等效比率计量表,中药药液体积=成人用药量×1 mL/100 g大鼠用药量。按每毫升含生药1.78 g、给药体积10 mL/kg计算。算出大鼠的给药剂量应为17.8 g/kg。造模第3周,对治疗组进行灌胃给药,模型组用同样的方法注入等体积的生理盐水。每天给药1次,连续4周。

(三)指标观察

1.神经行为学检测

(1)一般行为学检测(表3.3)

表3.3　一般行为学检测标准和得分

标准	得分
拘捕表现减弱、毛发变黄变脏、弓背抬高及自主活动稍减少	1分
1分的基础上,大鼠自主活动明显减少、行为缓慢伴平衡力减弱	2分
2分的基础上,平衡力明显变差,甚至无法直线行走,前进时或有呈一侧偏转倾向	4分
4分的基础上,大鼠呈卧向单侧姿态行步、瘫软、较少主动前进行为、进食减少	6分
6分的基础上,大鼠体态卧向一侧、无法行进、进食停止	8分
综合以上,大鼠表现为完全瘫痪、体质量大幅降低,濒死或已死亡状态	10分

观察实验各鼠的外观形态、行动反应能力等。依据以下标准行等级分类,行为学评分在3分以上考虑为造模成功。

(2)悬挂实验(表3.4)

用直径为1.5 mm的铁丝,水平固定于两端支架。两支架相隔15 cm,高度为20 cm。在悬挂丝下方置敷料垫,防止大鼠坠落造成伤害。待大鼠两前肢稳定抓握铁丝,开始计时并记录大鼠的悬挂时间。

表3.4 悬挂时间和得分

悬挂时间	单足得分	双足得分
≥8s	4分	5分
≥5s	2分	3分
5s<t≥1s	1分	1分
<1s	0分	0分

2.纹状体和黑质内神经元检测

(1)心脏灌注

依据Rand函数,每组随机抽取3只大鼠,迅速剪开胸腔,在心脏心尖部位将灌流针自左心尖深部插入主动脉,以止血钳固定,为保证灌注质量便于血液流出同时剪开右心耳,行心脏灌注。使用PBS以灌流仪50 mL/min的速度,灌流5分钟,灌注过程中依据灌流情况随时改变灌流速度。直至观察到大鼠肝脏变白,换4%的多聚甲醛以40 mL/min的速度灌流,灌流5分钟。以手触及大鼠的尾部、头颈部,躯干均僵硬后停止灌注。断头取脑,放入4%的多聚甲醛液中固定24小时后,进行石蜡包埋。

(2)HE染色

将苏木素-伊红染色试剂依据说明书配置,依据以下步骤进行操作。

1)脱蜡:10分钟二甲苯(Ⅰ),10分钟二甲苯(Ⅱ),8分钟无水乙醇(Ⅰ),8分钟无水乙醇(Ⅱ),5分钟95%的乙醇,5分钟90%的乙醇,5分钟60%乙醇,水洗2分钟。

2)染色顺序:苏木素染色10分钟,自来水缓速冲洗1分钟,1%盐酸乙醇分化8秒,流水缓速冲洗5秒,0.2%氯水返蓝30秒,自来水缓速冲洗5秒,伊红染色5分钟,水洗5秒。

3)脱水封片操作:60%、90%的乙醇各脱水20秒,95%的乙醇8分钟,无水乙醇(Ⅰ)5分钟,无水乙醇(Ⅱ)5分钟,二甲苯(Ⅰ)、二甲苯(Ⅱ)、二甲苯(Ⅲ)各5分钟,风干数秒后,使用中性树胶封固。

4)染色完成后,于光学显微镜下进行拍照,观察纹状体和黑质内多巴胺能神经元细胞的形态变化。

3.纹状体和黑质内 α-突触核蛋白含量检测

（1）大鼠纹状体和黑质取材及蛋白提取

1）将大鼠断头后，剥离黑质、纹状体，装于 EP 管内保存。

2）纹状体和黑质组织蛋白提取

对黑质、纹状体进行称重，加入组织裂解液在冰上充分研磨。放于低温离心机内离心30分钟后取组织上清。取出 1/2 上清，加入适量 SDS 蛋白上样缓冲液（Loading buffer，5X）以 4:1 混匀后沸水煮10分钟进行蛋白变性，在-20℃的冰箱内冷藏备用。其余放入-80℃的冰箱冷冻，使用时依程序解冻。

（2）ELISA 法检测

每组根据 Rand 函数，选取3只大鼠离心后的组织上清样本。根据说明书，在暗室环境内，在酶标包被板内依次加入标准品、待测样品。使用封板膜完全封闭包被板，放入恒温箱内37℃温育30分钟。撕除封板膜，弃去板内液体，控干后在孔内加入洗涤液，洗涤5次，每次时长30秒。除空白孔外，每孔加入酶标试剂50μL。再次进行如上步骤。显色时：每孔依次加入显色剂 A、B 各50μL，震荡混匀后放入恒温箱，37℃显色15分钟。加入终止液50μL，终止反应。终止反应发生15分钟内，使用酶标仪450nm波长测定吸光度（OD）。

（3）Western Blot 法检测

1）BCA 法蛋白定量

依据说明书的进行步骤，配置0.5mg/mL制作标准蛋白样品，稀释至0、0.025、0.05、0.1、0.2、0.3、0.4、0.5mg/mL制作标准曲线，根据标准曲线计算样品的蛋白浓度。

2）Western Blot

胶体配制：依据蛋白分子量选用恰当浓度胶体。本实验的目的蛋白为低分子蛋白（表3.5和表3.6）。

表3.5 分离胶的配置

试剂（mL）	15%的分离胶试剂（mL）
H_2O	1.25
30%的 Acr-Bis（29:1）	2.5
SDS-PAGE Stacking Gel Buffer	1.25
10%的 APS	0.05
TEMED	0.002

表3.6　浓缩胶的配制

试剂	不同凝胶体积所需试剂体积(mL)
H_2O	2.28
30 %的Acr-Bis(29:1)	0.68
SDS-PAGE Stacking Gel Buffer	1
10 %的APS	0.04
TEMED	0.004

上样量及电泳条件:每孔上样蛋白量应为等量,每孔上样量为20μg。将配置好的胶板安置于电泳槽中,倒入电泳缓冲液。设置条件为浓缩胶电压:100V;时间:40分钟。观察蛋白至分离胶后,电压:80V;时间:50分钟。以蛋白MAKER为准,观察其到达距离玻璃板底部1cm处时,即可终止电泳。

转膜:选用湿性转膜法。为活化膜上的正电基团,便于其与蛋白结合。转膜操作前,将0.22μm的PVDF膜浸泡于甲醇中5~10分钟。取出黑白转印夹,依次以滤纸—胶体—PVDF膜—滤纸的顺序放入转印夹,操作过程中,每放置一层均应赶走气泡。将制备好的转印夹放入转移槽,倒入4℃的电转缓冲液孵育2分钟。电转过程中需将转印盒放入冰水混合物,以100V转膜30分钟。

封闭:将转印后的PVDF膜放入5%的脱脂奶粉溶液,于摇床上室温封闭2小时。

孵育一抗:封闭后的PVDF膜,用TBST清洗干净后。放入经抗体稀释液稀释后的一抗α-syn(1:1000)、GAPDH(1:500)孵育盒中,于4℃的冰箱内孵育过夜。

孵育二抗:取出一抗试剂内膜,PBST洗膜3次,每次1分钟;放入二抗(1:6000),室温摇床放置1.5小时;取膜后PBST洗3次,每次10分钟。

ECL化学发光:暗室中,将ECL发光液A、B等量混匀配置溶液,涂抹于膜的正面,保证发光液与膜充分接触后,使用全自动化学发光分析仪对处理后的膜进行检测,通过TANGGIS软件读取相关条带灰度值。

使用ImageJ软件分析条带灰度值。

(4)免疫组织化学法

石蜡切片脱蜡至水:依次将切片放入二甲苯(Ⅰ)15分钟—二甲苯(Ⅱ)15分钟—二甲苯(Ⅲ)15分钟—无水乙醇(Ⅰ)5分钟—无水乙醇(Ⅱ)5分钟—85%乙醇5分钟—75%乙醇5分钟—蒸馏水洗。

修复:采用柠檬酸抗原修复缓冲液(pH值6.0)修复盒,在微波炉内进行。中火加热至沸,冷却5分钟后转中低火5分钟,避免干片。将其冷却后放入PBS,脱色,于摇床上洗涤15分钟,每5分钟更换1次。

阻断内源性过氧化物酶:将切片放入3%的双氧水溶液,室温避光孵育25分钟。孵育结束后,放置于脱色摇床上洗涤15分钟,每5分钟更换1次PBS。

血清封闭:在组化圈内滴加3%的BSA均匀覆盖组织,室温封闭30分钟。

加一抗:甩干封闭液。在切片上滴加PBS及一抗,于湿盒内4℃孵育过夜。

加二抗:切片室温环境中,置于脱色摇床上洗涤15分钟,每5分钟更换1次PBS。切片擦干,圈内滴加二抗覆盖,室温孵育50分钟。

DAB显色:将切片放置于脱色摇床上洗涤15分钟,每5分钟更换1次PBS。切片稍干后,圈内滴现配DAB显色液。阳性为棕黄色,细胞核为蓝色。

复染细胞核:苏木素复染3分钟左右,自来水洗。

脱水封片:75%乙醇5分钟—85%乙醇5分钟—无水乙醇(Ⅰ)5分钟—无水乙醇(Ⅱ)5分钟—正丁醇5分钟—二甲苯(Ⅰ)5分钟中脱水透明,将切片从二甲苯拿出来稍晾干,用中性树胶封片。

每组内使用Rand函数随机选取5个组织,每个组织的每张切片拍出至少3个200×照片,应用IPP6.0软件分析光密度,计算3张照片的平均光密度值,并拍摄200×照片显微镜镜检,进行图像采集分析。

(四)统计学方法

所有数据通过SPSS 23.0统计软件进行处理。多组间比较采用单因素方差分析,结果均采用均数±标准差($\bar{x}±s$)表示。$P<0.05$为差异具有统计学意义,$P<0.01$为差异具有显著统计学意义。

三、实验结果

(一)地黄饮子对PD肾虚证大鼠神经行为学的影响

1.地黄饮子对PD肾虚证大鼠神经功能及肢体活动度的影响(表3.7)

实验过程中,空白组、模型组的大鼠存活率为100%,治疗组因鱼藤酮毒性致死2只,操作失误致死2只。

空白组大鼠形态如常,毛色光亮,且活动反应灵敏,体重稳定增长。模型组皮

表3.7　各大鼠行为学检测评分结果($\bar{x}±s$)

组别	N	分数
空白组	20	0
模型组	20	6.6±0.94
治疗组	16	1.37±0.5**

注:与模型组比较,**$P<0.01$。

毛脏黄,重心降低,且捕捉抵抗力明显变弱,自洁能力明显变差。治疗组较模型组有所改善,具备基本自洁能力,且拘捕具有明显抵抗,毛色趋于空白组。且治疗组比模型组一般行为学得分低,差异具有统计学意义($P<0.01$)。

2.地黄饮子对PD肾虚证大鼠四肢肌力及协调力的影响(表3.8)

基于悬挂评分高低考察大鼠的身体肌力及协调能力,高分代表大鼠的四肢肌力及协调能力正常,低分反之。根据表3.8示,治疗组对比模型组差异具有明显的统计学意义($P<0.01$)。

表3.8　各组大鼠悬挂实验评分结果($\bar{x}\pm s$)

组别	n	分数
空白组	20	3.6±1.35
模型组	20	0.45±0.51
治疗组	16	3.0±1.28**

注:与模型组比较,**$P<0.01$。

(二)地黄饮子对神经元的影响

HE染色结果(图3.1和图3.2)空白组大鼠纹状体和黑质多巴胺能神经元数目丰富、形态正常,核仁明显,与细胞质分解清晰,未见明显验证。治疗组比模型组大鼠多巴胺能神经元的数目明显增多,皱缩情况减少,空泡化现象减轻,细胞核仁较清晰,胶质细胞明显减少。

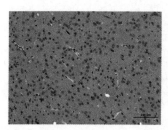 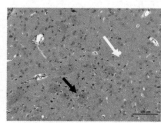 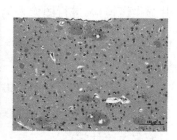

空白组　　　　　　　　模型组　　　　　　　　治疗组

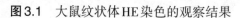

图3.1　大鼠纹状体HE染色的观察结果

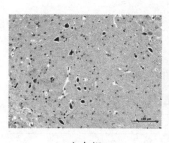 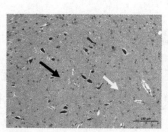 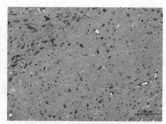

空白组　　　　　　　　模型组　　　　　　　　治疗组

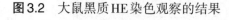

图3.2　大鼠黑质HE染色观察的结果

(三)地黄饮子对α-突触核蛋白表达的影响

1.地黄饮子对纹状体和黑质中α-syn含量的影响

如图3.3和图3.4,在纹状体和黑质中,经地黄饮子干预的治疗组α-syn浓度均低于模型组,差异具有统计学意义($P<0.05$)。

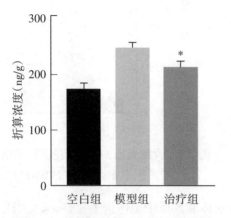

图3.3　大鼠纹状体α-syn含量比较
（与模型组相比较:*$P<0.05$）

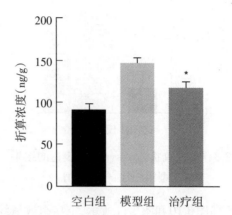

图3.4　大鼠黑质α-syn含量比较
（与模型组相比较:*$P<0.05$）

2.地黄饮子对纹状体和黑质中α-syn含量的表达

将治疗组与模型组脑内纹状体和黑质中α-syn蛋白的相对表达量进行分析:可知与模型组相比,纹状体与黑质内的α-syn含量均有所降低(图3.5至图3.7)。蛋白含量表达差异具有统计学意义($P<0.05$)。

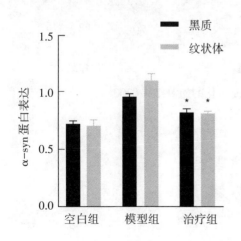

图3.5　大鼠纹状体和黑质α-syn表达检测
结果分析(与模型组相比较:*$P<0.05$)

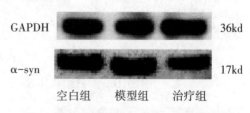

图3.6　大鼠纹状体α-syn含量的结果

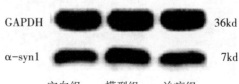

图3.7　大鼠黑质α-syn含量的结果

3.地黄饮子对纹状体和黑质中α-syn含量的表达

如图3.8和图3.9所示,治疗组与模型组比较,纹状体和黑质内α-syn光密度值明显降低,差异具有统计学意义(**P<0.01)。

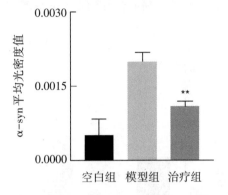

图3.8 大鼠纹状体α-syn含量表达的结果
(与模型组相比:**P<0.01)

图3.9 大鼠黑质α-syn含量表达的结果
(与模型组相比较:**P<0.01)

如图3.10和图3.11所示,空白组大鼠纹状体和黑质中胞体清晰完整,未见明显棕褐色核团(α-syn阳性表达),模型组大鼠纹状体和黑质内细胞明显减少,且棕褐色核团表达明显。治疗组内大鼠纹状体和黑质体内虽见细胞核明显偏移,但细胞数量有所恢复,且棕褐色表达减弱,α-syn表达不明显。

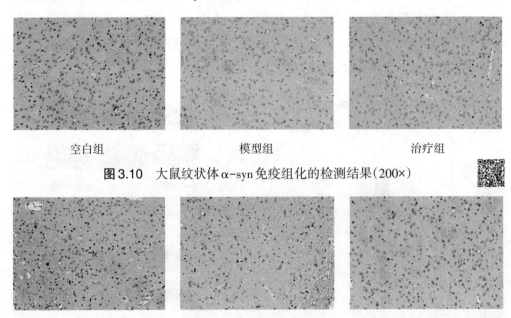

空白组　　　　　　　模型组　　　　　　　治疗组

图3.10 大鼠纹状体α-syn免疫组化的检测结果(200×)

空白组　　　　　　　模型组　　　　　　　治疗组

图3.11 大鼠黑质α-syn免疫组化的检测结果(200×)

四、小结

对大鼠进行神经行为学的观察和神经元及 α-syn 的检测证实,补肾名方地黄饮子可通过减少 PD 实验大鼠纹状体和黑质中的 α-syn 含量,抑制多巴胺能神经元的耗损,发挥对 PD 肾虚证的干预与治疗作用。

第二节　理论探讨

一、帕金森病临床中肾虚证最为常见

肾藏作为先天之本,无论从物质层面还是功能层面,均对机体起着至关重要的作用。肾藏不仅是先天机体赖以生存的根源,更是后天人体寻求生化的起源。帕金森病的病位在脑,脑作为生命枢机所在,统领着思维活动及人体躯干的一切运动。《素问·上古天真论》言"丈夫五八……肾气衰……七八……肝脏衰……形体皆极",《医碥·卷四》记载"在下为肾……在上为脑……虚则皆虚",两者明确指出肾脏与脑的关系。肾亏则脑窍空萎,肾充则脑窍清灵、脑窍恒常,则四肢百骸骨轻巧有力;髓海匮乏,则运动失司,病发为迟缓震颤。又有《医学心悟·健忘》提及"肾主智,肾虚则智不足,故喜忘",《中医汇通医经精义·五脏所藏》"事物之所以不忘,赖此记性,记在何处,则在肾经,益肾生精,化为髓,而藏于脑中",清晰地阐明脑髓充盈,则记忆精神等功能发挥正常。反之,肾亏精少,髓窍空虚,脑功能异常。同样说明,在 PD 认知弱化等非运动功能的发病中,肾藏亦是根本。

临床在 PD 治疗中发现,PD 早期以肾阴虚证最多,晚期渐及阴阳两虚。作为老年性高发病,由于其年龄的特殊性,肾虚始终贯穿其中。所以,本实验以肾虚型 PD 作为研究对象,明确肾虚型 PD 的治疗机制,也有利于帮助临床治疗及用药。

二、α-syn 含量与帕金森病肾虚证密切相关

PD 的生化特征为脑中多巴胺含量减少,病理金标准为 LB 的存在。α-syn 作为 LB 的关键组成,成为研究 PD 的热点。α-syn 作为天然不折叠的可溶蛋白质,具备调节突触处的多巴胺含量、调节小胶质细胞活性等作用,与 PD 发病关系密切。随着机体老年化,身体内的 α-syn 含量亦受影响。基于 PD 与 α-syn 的相关性,明确 α-syn 含量改变的机制有利于我们探寻 PD 的治疗方式。

部分学者认为，α-syn参与了PD的神经病理学改变，并且可广泛存在于PD患者中枢与周围神经系统。目前通过使用α-syn抗体对PD病患体内α-syn的分布及水平进行病理学分析，发现α-syn具备作为PD潜在生物学标志物的特异性。Deltredic通过免疫组织化学法，发现所有PD患者下颌下腺中均存在α-syn。在外围帕金森病的病理诊断标志物研究中，Male发现，α-syn在不同组织及区域分布具备差异性，且α-syn在PD中具有较高的特异性。使用ELISA法测定PD患者血液中的α-syn含量与正常人具有明显的差异性。同时发现，在干细胞调节与NMDA受体的相互作用下，或α-syn N末端区域蛋白质进行被动免疫下，α-syn传播速率降低，DA神经元的存活率提升。通过减少α-syn 129位点的磷酸化水平，可以增加纹状体区多巴胺浓度，侧面验证了对α-syn的结构或含量进行影响，均可有效地保护神经，为α-syn成为PD生物学标志物提供了理论依据。

纹状体作为大脑基底神经节与大脑皮质下行传导束的重要中继核，具有调节肌张力、协调精细复杂运动的功能。黑质作为能够与新纹状体（尾状核和壳核）有往返纤维联系的脑内合成多巴胺主要核团，两者联系密切。基于PD患者黑质中含色素的神经元减少和出现LB的认识，纹状体内多巴胺能神经元可通过纤维联系被黑质影响，所以此两者均在PD发病中占主要地位。

但目前对于α-syn的研究虽已成为热点，被认为对PD诊断具有特异性。但多在体液中，鲜有组织范畴探究。纹状体和黑质作为PD发病的核心部位，组织内α-syn的表达仍未被具体揭露。在实验团队的前期基础上，本实验使用地黄饮子对PD发病核心部位纹状体及黑质区域α-syn的表达，做了进一步的定量与定性实验。研究结果说明，纹状体和黑质组织中α-syn与PD关系紧密，可作为检测与治疗PD的又一突破，且可证实地黄饮子减少组织内α-syn表达。但免疫组化结果显示，在纹状体与黑质组织中α-syn含量表达变化甚微。故使用免疫组化对该部位α-syn的含量结果进行检测，其特异性有待进一步研究。

本实验中，仅对地黄饮子干预后α-syn的含量进行表达，已知α-syn在PD病变过程中，可被修饰为磷酸化或寡聚体等病理结构表达。故α-syn含量增加后是否会被修饰成病理结构、进一步影响PD肾虚证的发病，仍有待更深层次的挖掘与研究。若能研制针对减少α-syn聚集机制的药物，厘清其与病理变化的相关性，或许可为治疗PD肾虚证提供新纪元。

三、地黄饮子治疗帕金森病肾虚证效果显著

帕金森病是老年多发性疾病之一,中医归"颤证"范畴,病位先责于脑,其根为肾。中医药传统概念中对"靶向""受体"等不曾有明显定义,但中医治疗中重视"阴阳和合""阴平阳秘",强调阴阳互根互用,善于以人体整体协调及人与自然环境的平衡进行疾病治疗。传统中医理论认为,肾藏之中藏有来源于父母的先天之精,是生命来源的"元阴、元阳",两者互通有无,在功能上相互作用,为人体五脏六腑提供物质来源与功能基础。这类自然科学的指导思想与现代医学中关于"靶向、受体"的研究思路有共通之处。近年来,多项研究证明,中医药联合现代诊疗手段往往收效颇高。如中医"元精-元气"理论与填精养脏的治疗思路被证实,与现代医学中对组织损伤修复时,使用干细胞功能特点进行干预的方式具有趋同性,即元精是微观层次上干细胞的具体存在形式。最新的研究表明,使用自体来源修复机制如干细胞、外泌体等,进行靶向性修复机体受损组织,是一项无风险且高效的创新性治疗手段。提示中医治疗颤证时,不仅具备整体观念,善于从宏观改善疾病,同样具备微观机制,能够通过元阴、元阳的极微层面对脑内的"精微物质"进行干预,从而达到干预及治疗疾病的作用。肾脑相关理论中"肾藏精,精生髓,髓聚为脑,脑为髓海"即是对颤证治疗在微观层面的论述。前期研究发现,纹状体和黑质内多巴胺含量减少与肾虚密切相关,地黄饮子可以肾为靶点,通过降低 PD 肾虚证大鼠 CRH、ACTH、CORT 含量,调控 HPA 轴,提高纹状体区的多巴胺含量,产生治疗作用。也可通过提升纹状体和黑质中的 Ub、E1、UCH-L1、20S 蛋白酶体 mRNA 与蛋白的相对表达量,提高 UPS 功能,达到治疗目的。

本实验依据肾脑相关理论探究地黄饮子作用于肾,对于脑的影响机制,结果显示,地黄饮子能有效提高大鼠的生存质量。研究中我们发现,地黄饮子干预后多巴胺能神经元的变形与丢失状况有所改善,支撑并验证了地黄饮子明显的抗神经元凋亡作用。结合 ELISA、Western Blot、免疫组织化学法显示,在"肾为作强之官,伎巧出焉"的理论支撑下,地黄饮子可以通过调节肾精、元阴、元阳改善肾的功能,从而对纹状体和黑质中的 α-syn 起到靶向干预作用。

但地黄饮子为综合复方,且 PD 肾虚证致病因素复杂,地黄饮子是否能够通过影响 α-syn 的含量表达,致使氧化应激反应减缓、UPS 异变程度弱化、线粒体功能如常等,仍需进一步研究。

第四章

基于糖代谢的帕金森病肾精虚证生物学机制及地黄饮子的干预作用研究

第一节 实验操作

一、实验材料

(一)实验动物

SPF级雄性12周龄SAM-P8小鼠80只,体质量(29±3)g,SPF级雄性12周龄SAM-R1小鼠12只,体质量(28±2)g,购自北京大学医学部,合格证编号:110332220100020352,许可证号:SCXK(京)2021—0013,经山西中医药大学伦理委员会批准,按国际动物实验方针进行科学实验。

受试动物饲养于山西中医药大学科研中心SPF级动物房。饲养室环境温度控制在(22±2)℃,相对湿度为40%~60%,自然光照,通风良好。动物自由饮食、进水及活动。

(二)实验仪器(表4.1)

表4.1 实验仪器

实验仪器及型号	生产厂家
超纯水系统(milli-Q)	MiLLipore 公司
冷藏冷冻冰箱	海尔集团有限公司
电子天平(OHAUS 先行者 CP224C)	奥豪斯仪器有限公司
离心机(Sorvall™ Legend™ XT/XF)	美国赛默飞公司

(待续)

表4.1(续)

实验仪器及型号	生产厂家
小鼠断头器(R550IE)	安徽正华生物仪器设备有限公司
声波细胞粉碎机(JY92-IIN)	宁波新芝生物科技股份有限公司
光学显微镜(BX53)	奥林巴斯(中国)有限公司
自动制冰机(IMS-40)	常熟市雪科电器有限公司
涡旋仪(MX-S)	大龙仪器厂
掌上离心机(D1008)	大龙仪器厂
脱色摇床(SK-0180-E)	大龙仪器厂
数显恒温水浴锅(HH-4)	金坛市盛威实验仪器公司
速冷冻离心机(Heraeus Multifuge X1R)	赛默飞世尔科技公司
全自动多色荧光及化学发光凝胶成像系统 (ChampChemi Professional)	北京赛智创业科技有限公司
电泳仪(DYY-6D)	北京六一生物科技有限公司
电转仪(TE77XP)	豪沃生物科技(上海)有限公司
分析天平(CP224C)	奥豪斯仪器(上海)有限公司
5mL、1000μL、100μL移液枪	艾本德(Eppendorf)中国有限公司
小鼠旷场及分析系统(XR-XZ301)	上海欣软信息科技有限公司
脱水机(TSJ-Ⅱ)	常州市中威电子仪器有限公司
包埋机(BMJ-Ⅲ)	常州郊区中威电子仪器厂
切片机(RM2016)	上海徕卡仪器有限公司
冷冻台(BMJ-A)	常州市中盛电子仪器有限公司
干燥箱(DHG-9148A)	上海精宏实验设备有限公司
组化笔(BC004)	北京兰杰柯科技有限公司

(三)药品与试剂(表4.2)

表4.2　药品试剂批号及生产厂家

实验药品与试剂及批号	生产厂家
地黄饮子	北京同仁堂山西连锁药店有限责任公司
1-甲基-4-苯基-1,2,3,6-四氢吡啶(SLBM9246V)	广州市鲁诚生物科技有限公司
10×电转液(D1060)	北京索莱宝科技有限公司
20×TBST 缓冲液(T1082)	北京索莱宝科技有限公司
5×Tris-甘氨酸电泳缓冲液(T1070)	北京索莱宝科技有限公司
蛋白酶抑制剂 PMSF(15H14B78)	武汉博士德生物工程有限公司
磷酸酶抑制剂混合物(14L09A83)	武汉博士德生物工程有限公司

(待续)

表4.2(续)

实验药品与试剂及批号	生产厂家
增强型RIPA裂解液（15I11B02）	武汉博士德生物工程有限公司
羊抗兔IgG（BA1052）	武汉博士德生物工程有限公司
B-actin抗体（ab8226）	英国Abcam公司
15mL离心管	无锡耐思生命科技股份有限公司
96孔板（0426B）	无锡耐思生命科技股份有限公司
SDS-PAGE凝胶试剂盒（15L15B38）	武汉博士德生物工程有限公司
BCA蛋白浓度测定试剂盒（15F08A46）	武汉博士德生物工程有限公司
特超敏ECL化学发光即用型底物（15I08A97）	武汉博士德生物工程有限公司
anti-GSK 3βantibody（EET1607-71）	华安生物
anti-Glucose Tran sporter GLUT4 Mouse Monoclonal Antibody（M1505-6）	华安生物
GLUT3 Rabbit mAb（A4137）	武汉博士德生物工程有限公司
anti-GLUT1Antibody（PB9435）	武汉博士德生物工程有限公司
多聚甲醛（20210408）	国药集团化学试剂有限公司
无水乙醇（GB678-90）	成都海兴化工试剂厂
柠檬酸盐缓冲液（ZLI-9065）	北京中杉金桥生物技术有限公司
PBS缓冲液（ZLI-9062）	北京中杉金桥生物技术有限公司
苏木素染液（LM10N13）	北京百灵威科技有限公司
过氧化氢（011092708）	国药集团化学试剂有限公司
二甲苯（202150101）	天津致远化学试剂有限公司
中性树胶（BL704A）	北京兰杰柯科技有限公司

二、实验方法

（一）实验分组

SPF级雄性SAM-P8小鼠80只，适应性喂养1周后，按照Rand函数随机分为模型组、地黄饮子低剂量组、地黄饮子中剂量组、地黄饮子高剂量组、阳性药组，每组16只。SPF级雄性SAM-R1小鼠12只作为正常组。小鼠在实验期间自由进食和饮水。

（二）试剂配制及给药方式

（1）地黄饮子水煎剂制备：熟地黄12g、巴戟天9g、山茱萸9g、石斛9g、肉苁蓉9g、炮附子 6g、五味子 6g、官桂 6g、白茯苓 6g、麦门冬 6g、石菖蒲 6g、远志 6g、薄荷 3g,购自北京同仁堂晋中药店有限责任公司安宁店。煎煮前每服药加 500mL 纯水浸泡 2 小时(薄荷后下,附子先煎),煮沸后转为文火煮 30 分钟。滤出药液后再加等量清水依上法再次煎煮,将两次取出的药液混合(过程中加入薄荷),每服药物浓缩成 46.5mL。4℃冰箱保存,并在使用前回温并充分摇匀。每日给药 1 次,持续给药 1 个月。

(2)盐酸美金刚混悬液制备:将盐酸美金刚片放入研钵研磨成粉末,加入纯水,制成混悬液,浓度为 0.1g/(kg·d),持续给药 1 个月。

各组动物的具体给药剂量及处理方法见表 4.3。

表 4.3　各组给药剂量及处理方法

组别	蒸馏水	MPTP	盐酸美金刚	地黄饮子水煎剂
正常组	0.03g/(kg·d),ip 1.55g(kg·d),ig			
模型组	1.55g(kg·d),ig	0.03g/(kg·d),ip		
阳性药组		0.03g/(kg·d),ip	0.1g/(kg·d),ig	
地黄饮子低剂量组		0.03g/(kg·d),ip		0.76g/(kg·d),ig
地黄饮子中剂量组		0.03g/(kg·d),ip		1.55g/(kg·d),ig
地黄饮子高剂量组		0.03g/(kg·d),ip		3.10g/(kg·d),ig

(三)模型制备

采用 SAM-P8 小鼠,MPTP 腹腔注射建立 PD 肾精亏虚证模型,连续 7 天,浓度为 30mg/kg,1 次/天。MPTP 采用灭菌的纯水溶解配置,现配现用,根据小鼠体质量计算腹腔注射用量。

(四)检测指标及方法

1.空腹血糖值

于给药后的第 7、14、21、28、35、42、49、56 天,12 小时禁食不禁水,尾静脉取血,测定空腹血糖值。

2.行为学观察

(1)旷场实验:旷场实验使用 SuperMaze 动物行为学视频分析软件评价小鼠的自主活动能力。实验时,在相对安静的环境下,将小鼠放入测试箱(40cm×40cm×40cm)中央,四周黑色,底部浅灰色。适应 3 分钟后开始检测,计算机自动检测小鼠 5 分钟内在测试箱中的自发活动情况,如总路程、运动时间、平均速度等指标,并获取小鼠的运动轨迹,每次更换老鼠时使用酒精棉球擦拭清除敞箱内异物,祛除气味干扰,测试3次取平均值。

(2)爬杆实验:爬杆实验用于检测模型小鼠的运动功能。自制一根高50cm、直径2.5cm、顶端装有直径25cm小球的不锈钢杆,用胶布将小球及杆包裹起来防止打滑。检测时,将小鼠头部朝上放于杆顶部位置,检测并记录小鼠爬下的时间,以小鼠双前肢接触底部平台为爬完全长。实验前让小鼠进行爬杆训练1次,实验时连续测定3次,取平均值。

(3)步态分析实验:步态分析实验用于评价动物的运动能力和协调性。于实验开始前3天,各组小鼠每天进行1次训练。使用DigiGait动物步态检测分析系统,正式检测前调试软件参数,保证可以采集到清晰的小鼠足印。在检测过程中,将小鼠置于平台中,并使用高频摄像机记录连续10秒的步态行为。录制完成的视频通过计算机分析软件进行分析,并统计脚步角度指标,评价动物平衡协调能力。每只小鼠重复检测3次,每次间隔至少10分钟,取平均值进行分析。

(五)采集及检测

1.样品采集

行为学实验结束后,每组随机取3支,异氟烷麻醉后经心尖部灌注常温生理盐水(50mL)和4%多聚甲醛(30mL),断头取脑,取肾脏、睾丸,放入含有4%聚甲醛的离心管中备用。余下小鼠异氟烷麻醉后立即断头,小心翼翼地取出大脑,参照ALLEN BRAIN ATLAS在线图谱和Karunakaran等的方法分离黑质部位脑组织,将其冷冻在液氮中,保存在-80℃温度下,用于Western Blot和PCR检测使用。

2.Western Blot检测PD肾精亏虚证小鼠黑质、纹状体GLUT1、GLUT3、GLUT4、GSK-3β蛋白含量

①取出-80℃冰箱内的脑组织,冰上将脑组织剪成细小的碎块,按每20mg组织加入180μL裂解液的比例加入裂解液,超声波细胞粉碎机匀浆直至完全裂解。裂解后的样品4℃ 12000g离心15分钟,取上清,进行蛋白质定量。②根据所测蛋白的分子量配置不同浓度的凝胶,将配制好的PAGE胶放入电泳槽中,加入适量电泳缓冲液,取下梳子用枪轻轻吹打加样孔,避免孔内有余胶残留影响上样。将准备好的样品用加样枪加到对应的孔内。③浓缩胶80V 20分钟,分离胶120V 60分钟,电泳结束后,再进行转膜使其转移至PVDF膜上。④再用5%脱脂奶粉室温封闭1小时。⑤根据说明书稀释抗体,抗体加入封闭液中稀释到所需浓度,4℃孵育过夜,孵育一抗的膜用TBST洗涤

3次,每次10分钟。⑥按照1:2000稀释二抗,室温孵育2小时,用TBST洗涤3次,每次10分钟。⑦ECL发光液A和B等量混匀加在膜的正面,暗室避光5分钟。倒掉显色液,用纸小心吸取显色液,放于凝胶成像系统暗室中进行扫描,对GLUT1、GLUT3、GLUT4、GSK-3β,以及β-actin蛋白表达量进行可视化。采用Image-Pro Plus 6.0图像处理软件通过灰度值分析蛋白表达量。

3. 实时荧光定量PCR检测PD肾精亏虚证小鼠黑质、纹状体GLUT1、GLUT3、GLUT4、GSK-3β蛋白含量

①模板DNA的变性:将含有目标DNA的样品加入PCR反应管,然后将管子置于热板上,并加热到95℃以上,使DNA的双链结构解开成单链的DNA模板。②引物的结合:将PCR反应管降温到50～60℃时,引物(由两段寡核苷酸组成的DNA序列)与模板DNA序列相互作用,使它们结合成双链结构。③DNA聚合酶的作用:将PCR反应管的温度升高到72℃时,DNA聚合酶开始作用,它将在引物的基础上复制模板DNA序列,产生一个新的DNA分子。④重复循环:以上3个步骤构成一个PCR循环,每个循环可以扩增模板DNA的数量翻倍。PCR循环可以重复30～40次,从而产生数以百万计的DNA复制品。⑤最终延伸:最后,PCR反应管中的DNA链伸长过程结束,将反应体制加热到72℃以上,保持5～10分钟,使其完成最终延伸。序列信息见表4.4。

表4.4　引物与探针序列

引物和探针	引物序列(5′~3′)
GLUT1F	ACAGCCGATGTGACCCGAGAC
GLUT1R	CAGCACCACAGCGATGAGGATG
GLUT3F	CGCTGCCTTCCTCATCTTCTTCC
GLUT3R	CGAAAGTCCTGCCTTTGGLCTCC
GLUT4F	GGCTGTGAGTGAGTGCTIT
GLUT4R	GGTITCTGCTCCCTATCGT
GSK-3βF	GGCTGTGTGTTGGCTGAATTGTTG
GSK-3βR	TTTGCTCCCTTGTTGGTGTTCCTAG
β-actinF	CTCCATCATGAAGTGCGACGT
β-actinR	GTGATCTCCTTCTGCATCCTGTC

4. 免疫组化染色检测PD肾精亏虚证小鼠黑质、纹状体GLUT1、GLUT3、GLUT4、GSK-3β蛋白含量

①石蜡切片脱蜡至水:依次将切片放入二甲苯Ⅰ15分钟,二甲苯Ⅱ15分钟,二甲

苯Ⅲ15分钟,无水乙醇Ⅰ5分钟;无水乙醇Ⅱ5分钟,85%的酒精5分钟,75%的酒精5分钟,蒸馏水洗。②抗原修复:将切片浸入柠檬酸盐缓冲液(pH值6.0),微波炉高火加热10分钟,停火8分钟,中高火再加热10分钟;冷却后,PBS洗3次,每次5分钟。③阻断内源性过氧化物酶:将切片放入3%的过氧化氢,室温10分钟;PBS洗3次,每次5分钟。④血清封闭:滴加山羊血清封闭液,室温20分钟。⑤滴加一抗,4℃过夜。⑥PBS洗3次,每次5分钟;滴加二抗,37℃30分钟;PBS洗3次,每次5分钟。⑦DAB显色:配制新鲜的DAB显色液,滴加到组织上,室温显色,显微镜下控制显色时间,阳性为棕黄色,蒸馏水洗涤切片终止显色。⑧复染细胞核:苏木素复染3分钟,自来水洗,清水返蓝后流水冲洗。⑨脱水封片:将切片依次置于75%、85%、95%、无水乙醇、二甲苯中分别浸泡10分钟,中性树胶封片。

5.HE染色观察肾脏及睾丸组织结构变化

苏木素-伊红(HE)染色观察肾脏及睾丸组织结构变化:肾脏及睾丸钙后,脱水、石蜡包埋,之后进行HE染色,于光学显微镜下观察病理变化,并进行Mankin评分。

(六)统计学方法

采用GraphPad Prism5.0统计软件进行数据分析,计量资料用表示,两两比较采用t检验,组间比较用单因素方差分析(ANOVA),以$P<0.05$为差异有统计学意义。

三、小结

(一)地黄饮子对PD肾精亏虚证小鼠空腹血糖的影响

如图4.1所示,与正常组相比,模型组小鼠造模后、给药第1、4周空腹血糖升高($P<0.05$);与模型组相比,阳性药组小鼠给药第3、4周空腹血糖降低($P<0.05$);地黄饮子低剂量组小鼠造模后、给药第3周空腹血糖降低($P<0.05$);地黄饮子中剂量组小鼠给药第3周空腹血糖降低($P<0.05$);地黄饮子高剂量组小鼠给药第2、3、4周空腹血糖降低($P<0.05$)。与给药前相比,给药第2周地黄饮子高剂量组,给药第3周地黄饮子低、高剂量组空腹血糖降低($P<0.05$),给药第4周阳性药组、地黄饮子低、中、高剂量组空腹血糖降低($P<0.05$)。

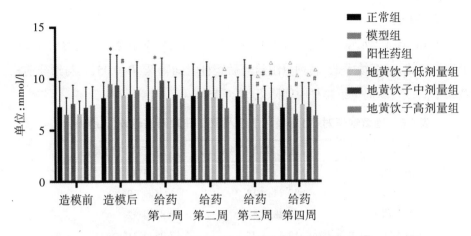

图4.1　地黄饮子对PD肾精亏虚证小鼠空腹血糖的影响($\bar{x}$±s,n=11)。

注:与正常组相比$^*P$<0.05,与模型组相比$^\#P$<0.05,与给药前相比$^\triangle P$<0.05。

(二)地黄饮子对PD肾精亏虚证小鼠行为学检测结果

1.旷场实验检测结果

地黄饮子对小鼠旷场中移动总路程、潜伏期、平均速度、静止时间、跨格次数的影响如表4.5所示。与正常组相比,模型组小鼠运动总路程减少(P<0.05),潜伏期增加(P<0.05)。与模型组相比,地黄饮子低、高剂量组小鼠潜伏期降低(P<0.05);地黄饮子中剂量组小鼠总路程增加(P<0.05)。各组小鼠在平均速度、静止时间、跨格次数各项指标均无显著性差异(P>0.05)。

表4.5　地黄饮子对PD肾精亏虚证小鼠旷场实验的影响($\bar{x}$±s,n=11)

分组	总路程(cm)	总时间(s)	平均速度(cm/s)	静止时间(s)	跨格次数	潜伏期(s)
正常组	55 999.11±6359.33	299.83±0.76	186.83±14.62	28.18±7.93	9.55±2.23	27±16.47
模型组	39 487.65±6642.28*	299.03±1.56	135.39±22.32	36.18±4.67	6.54±1.94	44.52±20.81*
阳性药组	39 105.72±6359.33	298.90±2.39	139.82±29.71	36.09±12.13	7.9±1.44	24.9±14.72
地黄饮子低剂量	39 170.09±4571.08	298.02±3.10	131.98±14.11	36.65±10.36	7.81±2.04	34.4±14.13
地黄饮子中剂量	45 709.85±6430.11$^\#$	299.95±0.33	136.18±21.43	31.77±10.01	7.34±1.63	31.12±22.26$^\#$
地黄饮子高剂量	39 021.94±7826.97	299.85±0.67	140.93±26.21	37.02±10.38	7.86±2.01	29.29±32.48$^\#$

注:与正常组相比$^*P$<0.05,与模型组相比$^\#P$<0.05。

2.爬杆实验

如表4.6、图4.2所示,在爬杆实验中,与正常组比较,模型组爬杆时间增加($P<0.05$)。与模型组相比,地黄饮子低、高剂量组给药后爬杆时间降低($P<0.05$)。与给药前相比,地黄饮子低、中、高剂量组爬杆时间降低($P<0.05$)。

表4.6 地黄饮子对PD肾精亏虚证小鼠爬杆时间的影响($\bar{x}±s$,n=11)

分组	给药前爬杆时间(s)	给药后爬杆时间(s)
正常组	8.14±2.89	6.57±1.80
模型组	12.74±4.13*	11.58±2.94*
阳性药组	11.28±2.69	9.86±1.92
地黄饮子低剂量组	12.63±2.77	7.95±1.71#△
地黄饮子中剂量组	12.01±3.90	8.99±1.75△
地黄饮子高剂量组	12.24±2.70	8.33±1.42#△

注:与正常组相比*$P<0.05$,与模型组相比#$P<0.05$,与给药前相比△$P<0.05$。

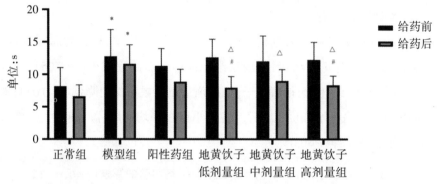

图4.2 地黄饮子对PD肾精亏虚证小鼠爬杆时间的影响($\bar{x}±s$,n=11)

注:与正常组相比*$P<0.05$,与模型组相比#$P<0.05$,与给药前相比△$P<0.05$。

3.步态实验检测结果

如表4.7和图4.3所示,与正常组相比,模型组小鼠在右前接触面积、左前推进时间、右后推进指数、左后支撑时相、右前支撑时相有明显差异($P<0.01$),在右后肢接触面积有差异($P<0.05$)。与模型组比较,阳性药组小鼠在左后支撑时相、右前支撑时相有差异($P<0.05$);地黄饮子低剂量组小鼠在右后推进指数中有明显差异($P<0.01$),右前推进指数有差异($P<0.05$);地黄饮子中剂量组小鼠在右前肢接触面积、右后推进指数、左后支撑时相、右前支撑时相有明显差异($P<0.01$),地黄饮子高剂量组小鼠在右前肢接触面积、左后支撑时相、右前支撑时相有明显差异($P<0.01$),右前推进指数有差异($P<0.05$)。

表4.7　地黄饮子对 PD 肾精亏虚证小鼠步态功能的影响($\bar{x}$ ±s,n =11)

步态指标	正常组	模型组	阳性药组	地黄饮子低剂量组	地黄饮子中剂量组	地黄饮子高剂量组
左前肢接触面积	0.13±0.03	0.13±0.05	0.10±0.02	0.11±0.04	0.12±0.04	0.12±0.04
右前肢接触面积	0.16±0.06	0.24±0.06**	0.25±0.04	0.21±0.03	0.19±0.05##	0.16±0.04##
左后肢接触面积	0.17±0.06	0.16±0.06	0.14±0.01	0.14±0.10	0.13±0.55	0.21±0.54#
右后肢接触面积	0.19±0.56	0.23±0.55*	0.21±0.03	0.17±0.06	0.19±0.04	0.19±0.04
左前推进时间	0.23±0.12	0.36±0.18**	0.24±0.08	0.24±0.05	0.24±0.07	0.24±0.08
左后推进指数	0.25±0.06	0.27±0.06	0.25±0.03	0.25±0.01	0.25±0.01	0.25±0.04
右前推进指数	0.28±0.05	0.35±0.13	0.30±0.04	0.28±0.04#	0.30±0.06	0.29±0.05#
右后推进指数	0.24±0.12	0.36±0.04**	0.25±0.03	0.25±0.07##	0.25±0.04##	0.25±0.07##
左前支撑时相	0.23±0.15	0.25±0.08	0.23±0.09	0.25±0.01	0.24±0.09	0.30±0.01
左后支撑时相	0.24±0.08	0.35±0.05**	0.29±0.03#	0.24±0.07	0.24±0.04##	0.24±0.06##
右前支撑时相	0.25±0.16	0.33±0.16**	0.27±0.04#	0.24±0.07	0.22±0.07##	0.24±0.06##
右后支撑时相	0.25±0.02	0.23±0.04	0.26±0.01	0.22±0.03	0.37±0.02	0.35±0.02

注:与正常组相比,*P<0.05,**P<0.01;与模型组相比,#P<0.05,##P<0.01。

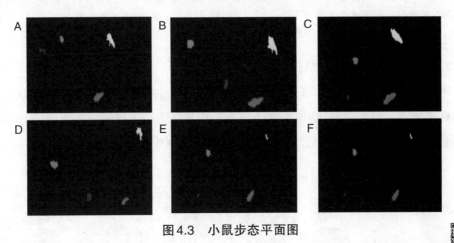

图4.3　小鼠步态平面图

注:A.正常组;B.模型组;C.阳性药组;D.地黄饮子低剂量组;E.地黄饮子中剂量组;F.地黄饮子高剂量组。

(三)小鼠肾脏、睾丸 HE 染色结果

1.小鼠肾脏HE染色结果(图4.4)

肾脏 HE 染色结果显示:与空白组相比,模型组出现肾小球囊上皮细胞增生、脂滴增加、肾小管扩张、细胞碎片增加、红细胞增加、淋巴细胞增加、成纤维细胞增加、纤维细胞增加等病理改变。与模型组相比,阳性药组出现脂滴降低、红细胞降低;地黄饮子低剂量组出现脂滴降低、红细胞降低;地黄饮子中剂量组出现红细胞降低、成纤维细胞降低;地黄饮

子高剂量组出现脂滴降低、红细胞降低、纤维细胞降低。这一结果表明,肾精亏虚证小鼠模型建立成功,地黄饮子可以改善炎性细胞浸润和纤维组织增生,扭转肾损伤。

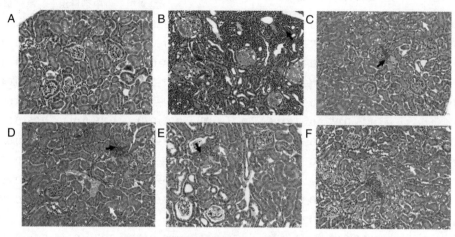

图4.4　肾脏组织病理HE染色(200×)

注:A.正常组;B.模型组;C.阳性药组;D.地黄饮子低剂量组;E.地黄饮子中剂量组;F.地黄饮子高剂量组。肾小球囊上皮细胞增生(↑);脂滴(↑);肾小管扩张(↑);细胞碎片(↑);脂滴(↑);淋巴细胞(↑);成纤维细胞(↑);纤维细胞(↑)。

2.小鼠睾丸HE染色结果(图4.5)

睾丸HE染色结果显示:与空白组相比,模型组见生精上皮空泡化、精子数量减少等病变现象。与模型组相比,地黄饮子低剂量组出现生精上皮空泡化减轻,地黄饮子中剂量组出现精子数量增加,地黄饮子高剂量组出现生精上皮空泡化减轻。这一结

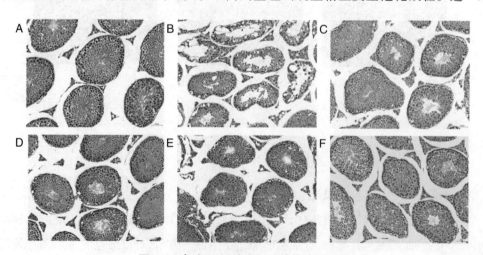

图4.5　睾丸组织病理HE染色(200×)

注:A.正常组;B.模型组;C.阳性药组;D.地黄饮子低剂量组;E.地黄饮子中剂量组;F.地黄饮子高剂量组。空泡(↑)精子减少(↑)。

果表明,地黄饮子可以相对减轻睾丸组织的病变程度。

(四)Western Blot检测结果

1.Western Blot法检测黑质中GLUT1、GLUT3、GLUT4和GSK-3β蛋白的表达

结果如表4.8、图4.6所示,与正常组相比,模型组小鼠黑质GLUT1蛋白表达显著降低($P<0.01$),GLUT3和GLUT4蛋白表达降低($P<0.05$)。与模型组相比,阳性药组

表4.8　黑质GLUT1/β-Actin,GLUT3/β-Actin,GLUT4/β-Actin,
GSK-3β/β-Actin蛋白相对表达比率($\bar{x}±s,n=6$)

分组	GLUT1	GLUT3	GLUT4	GSK-3β
正常组	1.23±0.02	1.21±0.15	1.17±0.07	1.01±0.03
模型组	0.50±0.00**	0.90±0.10*	0.83±0.14*	1.00±0.04
阳性药组	0.78±0.07##	1.04±0.05	1.03±0.06	1.08±0.09
地黄饮子低剂量组	0.74±0.03##	0.97±0.06	1.17±0.15#	1.19±0.04#
地黄饮子中剂量组	1.04±0.05##	0.89±0.01	1.06±0.11#	0.92±0.14
地黄饮子高剂量组	0.98±0.00##	0.99±0.08	1.04±0.11#	0.83±0.09#

注:与正常组相比,*$P<0.05$,**$P<0.01$;与模型组相比,#$P<0.05$,##$P<0.01$。

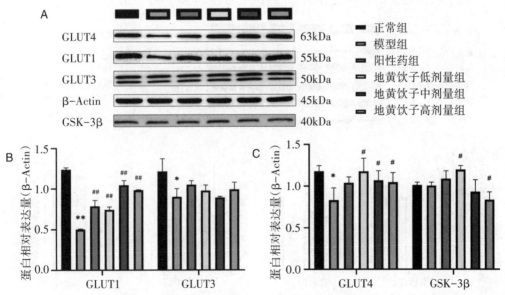

图4.6　地黄饮子对PD肾精亏虚证小鼠脑黑质中GLUT1和GLUT3、
GLUT4和GSK-3β蛋白表达影响($\bar{x}±s,n=6$)

注:A.蛋白印迹法检测糖代谢相关蛋白条带图;B.黑质GLUT1、GLUT3蛋白表达含量比较;C.黑质GLUT4、GSK-3β蛋白表达含量比较。与正常组相比,*$P<0.05$,**$P<0.01$;与模型组相比,#$P<0.05$,##$P<0.01$。

GLUT1蛋白表达显著增加（*P*<0.01）；地黄饮子低剂量组GLUT1蛋白表达显著增加（*P*<0.01），GLUT4和GSK-3β表达升高（*P*<0.05）；地黄饮子中剂量组GLUT1蛋白表达显著升高（*P*<0.01），GLUT4蛋白表达升高（*P*<0.05）；地黄饮子高剂量组GLUT1蛋白表达显著增加（*P*<0.01），GLUT4蛋白表达增加（*P*<0.05），GSK-3β蛋白表达降低（*P*<0.05）。

2.Western Blot法检测对小鼠纹状体中GLUT1、GLUT3、GLUT4和GSK-3β蛋白表达的影响

结果如表4.9、图4.7显示，与正常组相比，模型组小鼠纹状体GLUT1和GLUT3

表4.9　纹状体GLUT1 / β-Actin，GLUT3 / β-Actin，GLUT4 / β-Actin，GSK-3β / β-Actin蛋白相对表达比率（$\bar{x}$ ±s,n =6）

分组	GLUT1	GLUT3	GLUT4	GSK-3β
正常组	1.25±0.05	1.14±0.17	1.13±0.13	0.88±0.19
模型组	0.81±0.01**	0.53±0.10**	0.50±0.02*	1.33±0.10*
阳性药组	0.89±0.02	0.83±0.11#	0.70±0.04	1.13±0.01#
地黄饮子低剂量组	0.93±0.01	0.77±0.05#	0.49±0.01	1.31±0.01
地黄饮子中剂量组	1.09±0.09#	0.62±0.05	0.49±0.05	1.01±0.11#
地黄饮子高剂量组	1.10±0.06#	0.95±0.02##	0.88±0.25#	1.01±0.05#

注：与正常组相比，*P<0.05，**P<0.01；与模型组相比，#P<0.05，##P<0.01。

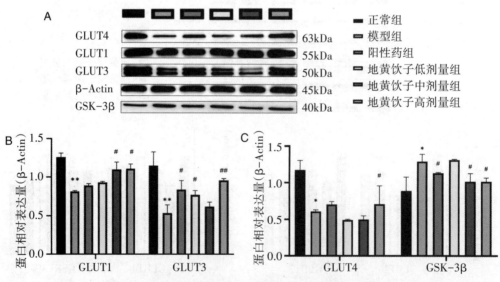

图4.7　地黄饮子对PD肾精亏虚证小鼠脑纹状体中GLUT1和GLUT3、GLUT4和GSK-3β蛋白表达影响（$\bar{x}$ ±s,n =6）

注：A.蛋白印迹法检测糖代谢相关蛋白条带图；B.纹状体GLUT1、GLUT3蛋白表达含量比较；C.纹状体GLUT4、GSK-3β蛋白表达含量比较。与正常组相比，*P<0.05，**P<0.01；与模型组相比，#P<0.05，##P<0.01。

蛋白表达显著降低($P<0.01$)，GLUT4蛋白表达降低($P<0.05$)，GSK-3β蛋白表达升高($P<0.05$)。与模型组相比，阳性药组GLUT3蛋白表达增加($P<0.05$)，GSK-3β蛋白表达降低($P<0.05$)；地黄饮子低剂量组GLUT3蛋白表达增加($P<0.05$)；地黄饮子中剂量组GLUT1蛋白表达增加($P<0.05$)，GSK-3β蛋白表达降低($P<0.05$)；地黄饮子高剂量组GLUT1蛋白表达增高$P<0.05$)，GLUT3蛋白表达显著增高($P<0.01$)，GLUT4蛋白表达升高($P<0.05$)，GSK-3β蛋白表达降低($P<0.05$)。

(五)PCR检测结果

1.PCR法检测小鼠黑质GLUT1、GLUT3、GLUT4和GSK-3β的mRNA表达

结果如表4.10显示，与正常组相比，模型组小鼠黑质GLUT1、GLUT3、GLUT4 mRNA表达显著降低($P<0.01$)，GSK-3β表达升高($P<0.05$)。与模型组相比，阳性药组GLUT3、GLUT4表达增加($P<0.05$)；地黄饮子低剂量组GLUT3、GLUT4表达显著增加($P<0.01$)；地黄饮子中剂量组GLUT4表达显著增加($P<0.01$)，GLUT1、GLUT3表达增高($P<0.05$)；地黄饮子高剂量组GLUT1、GLUT3、GLUT4表达增高($P<0.05$)，GSK-3β表达降低($P<0.05$)。

表4.10　GLUT1/β-Actin，GLUT3/β-Actin，GLUT4/β-Actin，
GSK-3β/β-Actin mRNA相对表达比率($\bar{x}$±s, n =6)

分组	GLUT1	GLUT3	GLUT4	GSK-3β
正常组	1.25±0.23	1.69±0.90	1.33±0.28	1.11±0.03
模型组	0.74±0.22**	1.09±0.26**	0.88±0.16**	1.36±0.06*
阳性药组	0.85±0.22	1.31±0.13#	1.10±0.26#	1.27±0.04
地黄饮子低剂量组	0.86±0.04	1.46±0.71##	1.24±0.17##	1.19±0.01
地黄饮子中剂量组	0.94±0.12#	1.32±0.66#	1.25±0.13##	1.43±0.19
地黄饮子高剂量组	0.90±0.21#	1.301±0.02#	1.02±0.1.11#	0.71±0.03#

注：与正常组相比，*$P<0.05$，**$P<0.01$；与模型组相比，#$P<0.05$，##$P<0.01$。

2.PCR法检测对小鼠纹状体中GLUT1、GLUT3、GLUT4和GSK-3β的mRNA表达

结果如表4.11所示，与正常组相比，模型组小鼠纹状体GLUT1和GLUT3 mRNA表达显著降低($P<0.01$)，GLUT4表达降低($P<0.05$)，GSK-3β表达升高($P<0.05$)。与模型组相比，阳性药组GLUT3、GLUT4表达显著增加($P<0.05$)，GSK-3β蛋白表达显著降低($P<0.05$)；地黄饮子低剂量组GLUT4表达显著增加($P<0.01$)，GLUT3表达增加($P<0.05$)，

GSK-3β表达显著降低($P<0.05$);地黄饮子中剂量组GLUT1表达增加($P<0.05$),GLUT3、GLUT4显著增加($P<0.01$),GSK-3β蛋白表达降低($P<0.01$);地黄饮子高剂量组GLUT1、GLUT3、GLUT4表达增高($P<0.05$),GSK-3β表达降低($P<0.05$)。

表4.11　GLUT1 / β-Actin,GLUT3 / β-Actin,GLUT4 / β-Actin,
GSK-3β / β-Actin mRNA相对表达比率($\bar{x}$±s,n =6)

分组	GLUT1	GLUT3	GLUT4	GSK-3β
正常组	1.25±0.05	1.05±0.17	1.18±0.20	1.28±0.42
模型组	0.81±0.01**	0.49±0.10**	0.60±0.12*	1.42±0.28*
阳性药组	0.89±0.02	0.75±0.16#	1.10±0.56#	1.18±0.08#
地黄饮子低剂量组	0.93±0.01	0.66±0.02#	1.49±0.11##	0.86±0.07##
地黄饮子中剂量组	1.09±0.09#	0.94±0.69##	1.49±0.02##	0.76±0.13##
地黄饮子高剂量组	1.10±0.06#	0.65±0.23#	0.93±0.52#	0.81±0.01##

注:与正常组相比,*$P<0.05$,**$P<0.01$;与模型组相比,#$P<0.05$,##$P<0.01$。

(六)免疫组化检测结果

1.免疫组化法检测各组小鼠黑质中GLUT1、GLUT3、GLUT4和GSK-3β的表达

结果如表4.12、图4.8至图4.11所示,与正常组相比,模型组小鼠黑质GLUT1、GLUT4的表达降低($P<0.05$),GSK-3β表达升高($P<0.05$)。与模型组相比,地黄饮子低剂量组GLUT1表达显著增加($P<0.01$),GLUT4和GLUT3表达升高($P<0.05$),GSK-3β表达降低($P<0.05$);地黄饮子中剂量组GLUT1、GLUT3、GLUT4表达升高($P<0.05$);地黄饮子高剂量组GLUT1表达显著升高($P<0.01$)。

表4.12　GLUT1、GLUT3、GLUT4和GSK-3β蛋白
在黑质中的表达情况($\bar{x}$±s,n =6)

分组	GLUT1	GLUT3	GLUT4	GSK-3β
正常组	5.68±1.47	4.26±4.24	9.33±10.99	1.86±1.31
模型组	1.64±3.58*	3.56±2.24	3.69±0.56*	7.13±6.28*
阳性药组	2.50±1.45	3.50±2.56	2.78±2.31	5.15±4.92
地黄饮子低剂量组	11.58±3.55##	7.53±4.23#	5.66±3.51#	2.58±1.33#
地黄饮子中剂量组	4.66±3.93#	8.15±9.96#	6.35±4.47#	6.17±3.34
地黄饮子高剂量组	21.97±2.42##	4.01±1.69	3.14±2.92	5.81±3.30

注:与正常组相比,*$P<0.05$,**$P<0.01$;与模型组相比,#$P<0.05$,##$P<0.01$。

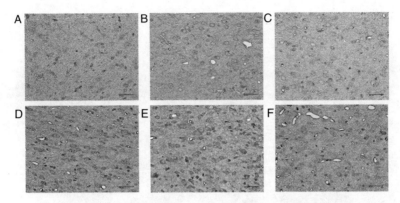

图4.8　各组小鼠黑质内GLUT1免疫组化比较（400×）

注：A.正常组；B.模型组；C.阳性药组；D.地黄饮子低剂量组；E.地黄饮子中剂量组；F.地黄饮子高剂量组。

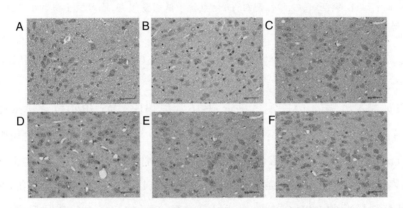

图4.9　各组小鼠黑质内GLUT3免疫组化比较（400×）

注：A.正常组；B.模型组；C.阳性药组；D.地黄饮子低剂量组；E.地黄饮子中剂量组；F.地黄饮子高剂量组。

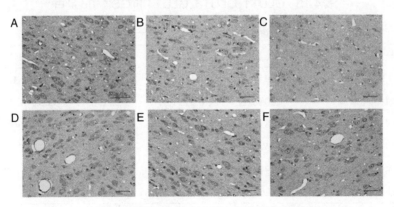

图4.10　各组小鼠黑质内GLUT4免疫组化比较（400×）

注：A.正常组；B.模型组；C.阳性药组；D.地黄饮子低剂量组；E.地黄饮子中剂量组；F.地黄饮子高剂量组。

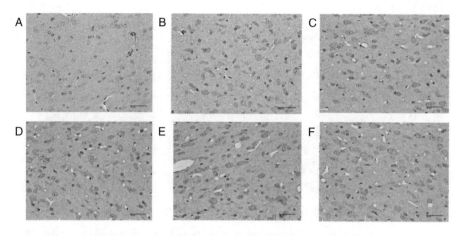

图4.11　各组小鼠黑质内GSK3β免疫组化比较(400×)

注:A.正常组;B.模型组;C.阳性药组;D.地黄饮子低剂量组;E.地黄饮子中剂量组;F.地黄饮子高剂量组。

2.免疫组化法检测各组小鼠纹状体中GLUT1、GLUT3、GLUT4和GSK-3β的表达结果

结果如表4.13、图4.12至4.15显示,与正常组相比,模型组小鼠纹状体GLUT1表达显著降低($P<0.01$),GLUT4表达降低($P<0.05$)。与模型组相比,阳性药组GLUT3($P<0.05$),GSK-3β表达降低($P<0.05$);地黄饮子低剂量组GLUT1表达增加($P<0.05$),GSK-3β表达降低($P<0.05$);地黄饮子中剂量组GLUT1、GLUT3表达显著增加($P<0.01$);地黄饮子高剂量组GLUT1、GLUT3表达显著增高($P<0.01$),GLUT4表达升高($P<0.05$),GSK-3β表达降低($P<0.05$)。

表4.13　GLUT1、GLUT3、GLUT4和GSK-3β蛋白
在纹状体中的表达情况($\bar{x}\pm s$,n=6)

分组	GLUT1	GLUT3	GLUT4	GSK-3β
正常组	14.95±10.83	1.11±0.81	3.39±2.03	7.75±11.16
模型组	7.90±6.59**	0.91±1.41	0.20±0.249*	9.80±10.57
阳性药组	9.88±6.18	3.36±4.43#	1.49±0.41	5.04±3.66#
地黄饮子低剂量组	11.57±7.45#	3.01±3.11	0.52±0.59	5.17±4.27#
地黄饮子中剂量组	21.91±8.35##	10.15±5.52##	0.75±0.56	10.39±11.38
地黄饮子高剂量组	13.20±11.42##	5.04±3.99##	2.77±1.37#	5.72±3.97#

注:与正常组相比,*$P<0.05$,**$P<0.01$;与模型组相比,#$P<0.05$,##$P<0.01$。

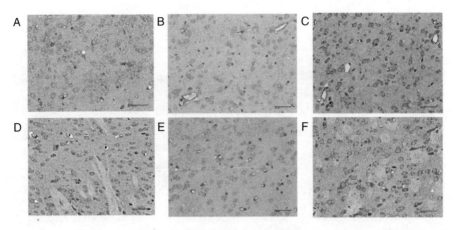

图4.12　各组小鼠纹状体内GLUT1免疫组化比较(400×)

注:A.正常组;B.模型组;C.阳性药组;D.地黄饮子低剂量组;E.地黄饮子中剂量组;F.地黄饮子高剂量组。

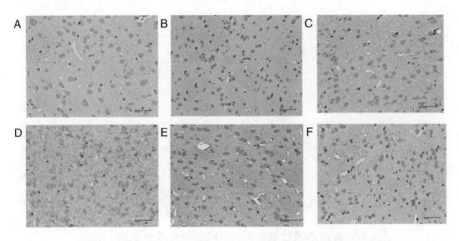

图4.13　各组小鼠纹状体内GLUT3免疫组化比较(400×)

注:A.正常组;B.模型组;C.阳性药组;D.地黄饮子低剂量组;E.地黄饮子中剂量组;F.地黄饮子高剂量组。

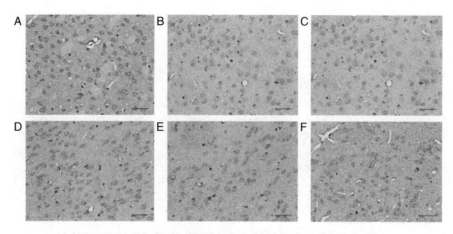

图4.14 各组小鼠纹状体内GLUT4免疫组化比较(400×)

注:A.正常组;B.模型组;C.阳性药组;D.地黄饮子低剂量组;E.地黄饮子中剂量
组;F.地黄饮子高剂量组。

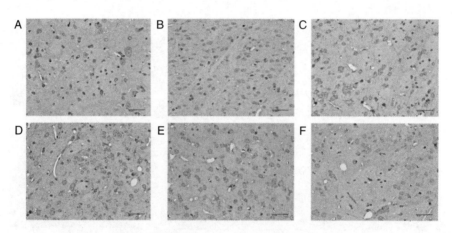

图4.15 各组小鼠纹状体内GSK3β免疫组化比较(400×)

注:A.正常组;B.模型组;C.阳性药组;D.地黄饮子低剂量组;E.地黄饮子中剂量
组;F.地黄饮子高剂量组。

第二节 理论探讨

一、大脑葡萄糖代谢异常与PD病理改变

帕金森病是一种常见的中枢神经系统疾病,它的临床表现为运动迟缓、静止性震颤、认知功能障碍等症状。目前,其临床治疗仍然以药物为主,主要包括左旋多巴和抗胆碱能药物等。这类药物可有效缓解PD症状,但长期使用可能会带来一系列副作用。葡萄糖几乎是脑组织的唯一能量来源,糖代谢紊乱会引起脑萎缩、神经网络受损、记忆下降等症状,并且会贯穿疾病发展的始终。葡萄糖和能量代谢的改变是PD的早期分子事件,是发病的潜在危险因素。因此,从糖代谢异常的角度探讨PD神经退行性疾病具有重要的医疗及社会价值。

脑的正常功能活动依赖从血液中不断提供的葡萄糖来维持。脑约占人体总质量的2%,需要约20%的总耗氧量和25%的总葡萄糖消耗,所需能量99%来源于葡萄糖。脑组织中几乎无葡萄糖和氧的储备,脑的代谢特点决定脑组织必须依赖于葡萄糖的摄取才能维持正常的活动。但是葡萄糖不能自由穿过血脑屏障进入神经元,需要相应的运载工具,GLUTs就起着运送葡萄糖进入相应组织的作用。

在哺乳动物大脑中,GLUT 1是脑中主要的葡萄糖运载体,在脑中分布在脑的毛细血管内皮和神经胶质细胞上,其作用是把血液循环中的葡萄糖跨血脑屏障转运至脑脊液中,使血糖通过血脑屏障进入大脑,进入脑组织和胶质细胞,其表达水平和活性不受胰岛素浓度变化的影响。它对葡萄糖分子具有高亲和力,即使在低浓度葡萄糖的情况下也能有效地转运葡萄糖分子。

SLC2A3基因控制GLUT 3蛋白的表达,其分布广泛,包括海马CA1、CA3区和皮层神经元等组织中。在脑内,GLUT 3蛋白的含量很高,主要作用是将葡萄糖从脑脊液转运至神经元和神经胶质细胞内。它是神经元特异的葡萄糖转运蛋白,且对葡萄糖的亲和力高。GLUT3基因表达与神经元功能活动密切相关。

GLUT4在海马依赖的学习记忆期间的神经元葡萄糖供给中发挥重要作用,在学习记忆期间向神经元提供更多的葡萄糖供给用以维持神经元结构和功能完整性。它主要存在于胰岛素敏感组织,如脂肪组织、骨骼肌和心肌中。此外,该分子还在大鼠小脑、海马、下丘脑等脑部组织中表达。该分子被储存在特殊的囊泡中,并具有独特性。GLUT4在一般情况下不能转运葡萄糖,仅在胰岛素信号分子刺激下起转运作用。

在学习记忆期间的神经元葡萄糖供给中发挥重要作用。与GLUT3相似,具有高度的亲和力和转运能力。

GSK-3β蛋白的全称为糖原合成激酶3β(Glycogen Synthase Kinase-3β),它由基因GSK3B编码,是一种广泛表达的细胞信号转导分子,在许多细胞功能和疾病过程中发挥重要作用。GSK-3β蛋白可以通过抑制胰岛素受体信号转导,导致胰岛素抵抗和糖代谢紊乱。此外,GSK-3β蛋白还可以通过调节肝酶的活性,影响葡萄糖的产生和利用,从而进一步调节血糖水平。GSK-3β蛋白主要参与细胞的生长、增殖、分化、凋亡等多种生物学过程,其活性调节与神经退行性疾病、炎症性疾病、肿瘤等多种疾病的发生和发展有关。GSK-3β蛋白的磷酸化状态和活性受多种信号通路的影响,如Wnt信号通路、PI3K-AKT信号通路、MAPK/ERK信号通路等。GSK-3β蛋白在药物开发中也是一个重要的靶点,已有多种GSK-3β抑制剂被研究和应用于治疗阿尔茨海默病、帕金森病、糖尿病等疾病。

PD患者因GLUT1缺乏导致局部丘脑和小脑代谢不足,葡萄糖通过血脑屏障的运输受到损害,导致慢性神经性血糖低下,进而产生认知障碍和不同程度的痉挛、共济失调和肌张力障碍。在PD患者的脑组织中,GLUT1、GLUT3和GLUT4的表达水平降低,葡萄糖转运率下降,进而发生神经元能量代谢障碍,最终引起神经元退化和PD症状的出现。通过增加GLUT1、GLUT3和GLUT4的表达,提高葡萄糖向神经元的转运率,可能是防止PD进展的一个重要途径。GSK-3β蛋白在帕金森病的发病机制中也扮演了重要的角色。研究表明,GSK-3β蛋白可以促进α-突触核蛋白的聚集,从而导致神经元的损伤和死亡。此外,GSK-3β蛋白也可以影响线粒体功能,从而影响神经元的代谢和生存。

二、大脑葡萄糖代谢异常和PD肾精亏虚关系

中医将PD归属于"颤证"范畴,颤证指以头部或肢体摇动、颤抖为主要临床表现的一种病证,认为其病位在脑,其涵盖范围与PD临床发病表现重合。中医药在防治PD方面具有丰富的临床经验。

中医学认为脑为奇恒之腑,汇聚元神和诸髓的致密性器官,与周身髓质联系紧密,脊髓、脑髓及骨髓均通于脑。《灵枢·海论》载:"脑为髓之海,其输上在于其盖,上通于脑,合称脑髓,下在风府。"风府内通脊椎,以脊髓充养,络属于脑。肾为先天之本,精之处也,精生聚而成髓,脑为髓海,肾精尤其与"人身大主—脑"关系密切。

帕金森病多发于中老年人,从中医角度思考,此年龄段正是人体各脏腑功能减退

的阶段,尤以肾中精气发展至由盛至亏虚为主要生理特点。这种体质变化规律提示,PD的发病与肾中精气由盛及虚至衰的状态是分不开的,肾虚状态的形成应与PD的发病具有相关性。

中医理论认为,肾藏精生髓,脑为髓海,主神志,髓由肾精及气血化生,充养其脑,肾精亏虚则精不上承,脑髓空虚而脑失所养。《医学衷中参西录》中有言:"认知脑髓空者,知觉运动俱废,因脑髓之质,原为神经之本源也。"指出肢体运动障碍与脑髓亏虚有关。

大脑的功能活动与肾息息相关,肾精所化之髓通过督脉上充于脑,激发和推动大脑的功能活动。中医认为颤证是由于肾虚髓空导致脑失所用,进而脑功能发生障碍。PD肾精虚证是指帕金森病患者肾精亏虚的中医辨证类型。在中医理论中,肾为先天之本,主生髓。肾精的充足与否与人体的健康密切相关,影响人体的各种生理功能和代谢活动。地黄饮子为滋肾阴、补肾阳、开窍化痰之要方,现代药理学的研究证实,地黄饮子能够提高胆碱能系统活性、改善脑组织能量代谢、提高学习记忆能力、保护神经元等作用。因此,地黄饮子在防治帕金森病方面有着巨大的潜力。

以糖代谢为基础的发展与未来医药学有着密切的联系。中医的"证"是机体在疾病发展过程中某一阶段的病理概括,它是人体调控网络功能发生变化后的一种特定并相对稳定的状态。从糖代谢的角度来看,人体处于不同的生理病理状态时,糖代谢也必然存在差异。因此,糖代谢所反映的是人体生化网络对各种扰动因素进行应答和变化的信息。大脑是人体消耗葡萄糖最多的器官之一,大脑糖代谢异常可能会导致PD肾精亏虚证的发生和发展。同时,肾精亏虚也可能会影响大脑糖代谢。总体而言,糖代谢与PD肾精亏虚证之间存在密切关系,糖代谢异常可能导致PD肾精亏虚证的发生。

三、地黄饮子可以改善PD肾精亏虚证小鼠行为学异常状态

SAMP8快速老化小鼠以回避反应和空间学习记忆能力呈增龄性加速衰退为主要特征,并且会出现葡萄糖代谢障碍。SAMP8小鼠对MPTP的敏感性随着年龄的增长而增加。注射MPTP后可表现出自发活动显著减少,多巴胺神经元数量和酪氨酸羟化酶蛋白减少等变化。因此本实验选用SAMP8小鼠,采用腹腔注射MPTP损害黑质区致密部的多巴胺能神经元构建PD肾精虚证的证候模型。"肾虚辨证标准"带有明显的年龄依赖特征,衰老是肾虚证的内涵,即为生理性肾虚,采用经典的帕金森病相关行为学实验进行评价,包括旷场实验、爬杆实验、步态分析实验,经以上方法筛选出符合PD

疾病临床表现的肾精虚证模型小鼠。

　　旷场分析实验主要反映动物对新环境的探索,实验结果表明,MPTP注射导致小鼠运动总路程、潜伏期与正常组比较明显较长,表明PD肾精亏虚证小鼠对新环境的探索能力下降,运动功能减低。与模型组相比,地黄饮子中剂量组在总路程上有显著性差异。高剂量组在潜伏期上有显著性差异。这表明地黄饮子能够改善PD肾精亏虚证小鼠的探索能力和行为表现。

　　爬杆实验是检测小鼠运动协调行为的常用方法,可评估动物运动速度和四肢协调性,为了进一步研究小鼠探索能力下降是否与肢体协调度相关。本实验中发现,小鼠在造模后爬杆时间显著延长,表明小鼠运动协调能力下降。而在给药后期,地黄饮子低、高剂量组的时间明显降低,这表明地黄饮子能够改善PD肾精亏虚证小鼠的协调能力。

　　步态分析实验是一种评价神经系统运动行为敏感性的检测方法。其中,四肢接触面积是小鼠在行走过程中足迹面积的变化,可以反映动物行走时肢体肌力的情况。步行周期分为支撑相和推进相,支撑相指动物肢体支撑时长与步行周期的比例。在实验中,模型组小鼠的接触面积出现异常,提示其肢体推动能力下降,异常的步行周期提示动物行走整体功能出现障碍。与模型组比较,地黄饮子高剂量组小鼠潜伏期明显缩短,推进指数、支撑时相、接触面积都明显改善,这表明地黄饮子能够改善PD肾精亏虚证小鼠的步态表现。

四、地黄饮子可以改善血糖异常状态与脑内糖代谢异常

　　为了验证帕金森病小鼠行为学改变是否与糖代谢相关,实验检测了空腹血糖值和脑内糖代谢相关蛋白含量,空腹血糖结果显示,造模前,小鼠的空腹血糖值为4.5～7.5mmol/L。造模后,正常组小鼠空腹血糖值稳定在正常范围为6～7.5mmol/L,模型组、给药组血糖上升,血糖值为8～9mmol/L,给药期间,模型组小鼠血糖值持续处于高血糖状态,低、中、高剂量各小鼠血糖水平在给药后开始有所降低,高剂量组下降趋势明显。表明地黄饮子对PD肾精亏虚证小鼠具有一定的降血糖作用,通过纠正糖代谢,改善机体能量代谢发挥对PD肾精亏虚证小鼠的治疗作用。随着PD肾精亏虚证小鼠空腹血糖水平的变化,其运动功能亦不断变化,提示PD血糖水平与其运动功能及其预后状况相关。其机制可能是PD肾精亏虚证小鼠高血糖水平引起机体组织的代谢紊乱,侵犯感觉神经、运动神经和自主神经,累及运动神经进而导致运动功能障碍,对脑小鼠神经细胞的损伤、脑内糖代谢亦可能产生影响。

采用 Western Blot、免疫组化法检测和 PCR 技术检测对脑内糖代谢相关蛋白进行定性定量检测结果显示，在 PD 肾精亏虚证小鼠的脑黑质、纹状体组织中，GLUT1、GLUT3、GLUT4 蛋白表达降低，从而导致葡萄糖转运率降低，葡萄糖转运体活性低、葡萄糖摄取量不足，神经元糖代谢异常，进而发生神经元能量代谢障碍，引起神经元退化，出现 PD 肾精亏虚证的相应症状。纹状体 GSK-3β 表达升高，与造模前差异明显，引起神经元退化。提示 PD 肾精亏虚证模型小鼠存在脑葡萄糖摄取减少，大脑对于糖代谢的反应减弱，这可能是其发生行为紊乱及神经认知障碍的原因。PD 肾精亏虚证小鼠脑黑质 GLUT1、GLUT4、GSK-3β，脑纹状体 GLUT1、GLUT3、GLUT4、GSK-3β 蛋白含量在给药后期均与模型组有差异；脑黑质、纹状体 GLUT1、GLUT3、GLUT4、GSK-3β mRNA 含量在给药后期均与模型组有差异，地黄饮子低剂量组的效果差于中、高剂量组。提示地黄饮子治疗 1 个月后改善了小鼠脑内葡萄糖代谢异常，表明地黄饮子可以通过调节 GLUT1、GLUT3、GLUT4、GSK-3β 蛋白含量、mRNA 含量，提高 PD 肾精亏虚证小鼠黑质和纹状体组织中糖代谢水平，改善 PD 肾精亏虚证小鼠神经传导功能的作用。

综上所述，地黄饮子可以降低血糖水平并改善小鼠的运动能力，调节帕金森病小鼠黑质、纹状体中 GLUT1、GLUT3、GLUT4、GSK-3β 蛋白、mRNA 的表达，表明其可能通过影响糖代谢通路来改善帕金森病的症状。增加葡萄糖从血液转运至大脑从而改善神经元的能量代谢很有可能是防止 PD 肾精亏虚证进展的一个重要途径。

第五章

帕金森病的中医临床疗效评价

第一节　关于中医疗效评价的理论探讨

一、关于中医疗效评价的理论梳理

关于中医临床疗效评价体系的研究是我们当前中医药研究的热点领域之一,同时,疗效评价亦是中医走现代化道路的主要内容,也是中医业界的首要任务之一。它始于近些年兴起的循证医学。循证医学(EBM)是遵循证据的医学,是临床医生在获得患者准确的临床依据的前提下,根据自己的临床经验和知识技能,分析并找出患者的主要临床问题,应用最佳、最新的科学证据做出对患者的诊治决策。这种临床的医疗实践,就称为循证医学。根据这个概念,循证医学的实践包括3个组成部分,即患者、医生、证据。

中医药之所以能够长期存在,并具有顽强的生命力,关键在于其防治疾病的临床疗效。临床疗效是中医学生存和发展的基础,是中医理论和实践的试金石,中医学的强大生命力在于其确切的疗效,这是中医学历经数千年仍然能够生存并发挥重要作用的根本。而中医要与世界接轨,要被国内外同行所接受,就必须建立一套符合现代科学研究一般原则和国际通行标准,又能充分体现中医药自身特色的疗效评价方法。中医疗效评价体系的建立已经成为制约中医药发展的瓶颈。陈可冀院士指出:"传统中医药临床疗效评价的重要性在于:①科学传承中医药优秀的临床实践经验,以代代相传,更好地为患者服务;②探索和建立符合中医药特点的评价参照系,以更加贴切地反映中医药学术特色;③对虚假和不实事求是的评价,以及评价不当者予以纠正。"

中医学中原本没有明确提出关于"疗效评价"的概念,故当疗效评价由循证医学提出以后,许多人完全沿用西医的指标体系来衡量中医的疗效,以此来说明中医临床或研究的有效性和科学性,但忽视了中医疗效评价的特点。中医通过望、闻、问、切四诊收集资料进行辨证论治,而不是根据西医的实验室指标进行辨证。中医药疗效的优势是通过整体调节来调整证的失衡,提高患者的生存质量。证是中医诊断与疗效评价的核心所在,撇开证的变化,完全用西医的指标体系评价中医的疗效,无异于本末倒置,不利于中医药的发展。中西医学来源于不同的文化体系,有着不同的指导思想、思维方式和基础理论,在方法学上也存在着很大的差别。从基础理论到医疗实践中的技术方法都存在很大的差别,简单地照搬、套用西医学的方法显然是不适宜的。长期大量的临床实践证明,以西方文化背景、现代医学为基础建立的疗效评价体系不能很好地涵盖中医理论的内容,而以中华民族文化为背景,在中医理论指导下建立符合中医自身特点的临床疗效评价体系是当前中医药领域需解决的实际问题,而且意义深远。

(一)古代中医疗效评价的理论研究

中医古籍文献是我们现在研究中医学术及古人临床经验的主要来源,这与循证医学中对文献进行系统评价时强调从医学研究文献中获取第一手资料来指导临床决策的观点是基本一致的。现代循证医学对文献进行系统评价时,这些参考文献必须来源于严格按照临床研究的三大原则进行临床试验或基础领域研究,而中医古籍文献中有关医疗活动的记载(医案)大多是对当时医生医疗实践活动的一次简单描述,不会严格按照临床研究的三大原则进行,而且以当时的时代条件要求古人这样做也是绝对不可能的。所以,中医古籍文献中记载的多数有临床指导意义的“证据”是隐含、模糊、散在、支离破碎的,或者是自成体系的。因此,我们从中医古代文献角度来研究古代中医疗效评价的现状,对我们建立现代中医疗效评价体系会有很大的帮助。中医自古就十分重视临床疗效,据《周礼·天官》记载:“医师掌医之政令,聚毒药以共医事,凡邦之有疾病者,疕疡者造焉,则使医分而治之。岁终则稽其医事以制其食。十全为上,十失一次之,十失二次之,十失三次之,十失四为下。”“凡民之有疾病者,分而治之,死、终则各书其所以,而入于医师。”“死则计其数以进退之。”可见,早在西周时期,就已经存在了对医生治病疗效进行评价的记载。随后,历朝历代皆有严格的对于执业医师考核与管理的制度,尤其在宋代,对医师的考核更为严格,而考核的重要标准就是临床治疗效果。既然中医对疗效的重视自古就存在,那么就必然会对疗效进行评价与判断,若有评价则必然是有所根据的。中医古籍文献中虽然没有明确提出“疗效评价”这一概念,但这并不意味着没有“疗效评价”的内容。那么,古代中医是否有疗效评价?古代疗效评价的内容、方法有哪些?古代疗效评价的特点是什么?

针对这一系列问题,我们从中医古籍文献入手,对古代中医疗效评价的内容进行了一次详尽的理论梳理。

中医文献的历史源远流长,是中华民族灿烂文化的重要组成部分;中医古籍,浩如烟海,是祖国医学伟大宝库的具体体现,是数千年中医理论和实践精华的载体,是中医学术传承发展的重要途径,因此,我们想了解古代中医临床疗效评价的真实状况,挖掘出最具价值、最符合中医自身特点的内容,对中医古籍文献的研究是非常必要的。

对古代中医疗效评价的文献研究过程中,以常见的疗效评价词汇如"愈、解、已、瘥、死、坏病、欲解、如常"等为线索,首先在《中华医典》电子版中对常见的疗效评价词汇做一简单的检索,在初步的检索完成以后,选取中医学不同历史时期重要的、有代表性的医学著作进行了详细的研究。参照《全国中医图书联合目录》、马继兴老先生的《中医文献学》及张灿玾老先生的《中医文献学》中的文献分类法确定了进一步的文献研究对象,包括医经类、伤寒金匮类、病源诊法类、方书类、临床各科类、医案类文献中的9部医学经典和具有代表性的医学著作。

1.医经类

医经类文献是指中医学的经典著作《黄帝内经》《难经》,以及针对此二书而撰写的研究、普及类著作,包括校勘、注释、语译、发挥、集注、合编、专题研究、综合论述、教材、教参、工具书等形式撰写的各种著作。由于医经是医学的经典,是中医学理论的根基,对医学发展的影响极其深远。故我们对疗效评价的文献研究,自然应该从医经类最基本的文献着手,追本溯源,寻找最根本的理论所在。

(1)《黄帝内经》

《黄帝内经》(简称《内经》),是我国现存医学文献中最早的一部经典著作。它集中反映了我国古代的医学成就,创立了中医学的理论体系,奠定了中医学的发展基础。本书包括《素问》和《灵枢》两部分,各有9卷81篇。目前趋向认为《内经》并非出自一时一人之手,大约是战国至秦汉时期,经由许多医家搜集、整理、综合而成。《内经》的内容十分丰富,它全面地论述了人与自然的关系,人的生理、病理、诊断及疾病预防等。2000余年来,历代医家正是在《内经》所提供的理论原理、应用技术及其所采用的方法论的基础上,通过不断的探索、实践和创新,使中医学术得到持续发展,为中华民族的生存、繁衍,以及人民的身体健康做出了不可磨灭的贡献。这也是《内经》之所以被历代奉为"医家之宗"的重要缘由,及至今日,《内经》仍然是我们后代医生所要仔细阅读、认真研究的重要经典著作之一。现在,我们就详细地介绍一下《内经》中有关疗效评价的内容。

1）根据治疗前后证候对比评价疗效

《素问·热论篇》中记载："其不两感于寒者，七日巨阳病衰，头痛少愈；八日阳明病衰，身热少愈；九日少阳病衰，耳聋微闻；十日太阴病衰，腹减如故，则思饮食；十一日少阴病衰，渴止不满，舌干已而嚏；十二日厥阴病衰，囊纵，少腹微下，大气皆去，病日已矣。"

通过上文可以很清晰地看到《内经》中对疗效进行评价的情况，以及评价方法、依据等信息。文中阐述了依据四时刺法，由于治疗措施不当而导致的种种不良疗效。虽未提及治疗前表现，却详细列出了邪气渐退、经气渐和而伤寒热病逐日自愈的情况。理应是治疗前后证候变化的表现，文中"少愈""如故""病日已"等词语也是疗效评价常用的词汇。故可以认为其疗效评价的方法是将治疗前后的证候进行对比，而证候的变化则是评价的指标。

《素问·缪刺论篇》中记载："邪客于手阳明之络，令人气满胸中，喘息而支胠，胸中热，刺手大指次指爪甲上，去端如韭叶各一痏。左取右，右取左，如食顷已。"

对于"邪客于手阳明之络"之证，经过"刺手大指次指爪甲上，去端如韭叶各一痏。左取右，右取左"的针刺治疗后，"如食顷已"明显是与治疗前"令人气满胸中，喘息而支胠，胸中热"的证候表现进行了对比，提示经过一顿饭的时间上述证候表现都已经去除，疾病痊愈了。

《素问·刺疟篇》中记载："诸疟而脉不见，刺十指间出血，血去必已，先视身之赤如小豆者尽取之。十二疟者，其发各不同时，察其病形，以知其何脉之病也。先其发时如食顷而刺之，一刺则衰，二刺则知，三刺则已。不已，刺舌下两脉出血；不已，刺郄中盛经出血，又刺项已下侠脊者，必已。舌下两脉者，廉泉也。"

上文提出了针对疟疾而脉伏不外现这种情况的治疗方法。采取刺十指间井穴出血的治疗措施，治疗结果是"一刺则衰，二刺则知，三刺则已"。衰，为病衰，指疾病衰退；知，少愈也。由文中看其效果应在衰、已之间。已，为疾病痊愈。此句意为针刺治疗一次，邪气就可减退；两次就可大见疗效；三次病就可以痊愈了。可见疗效有个渐进的过程，评价有不同的程度。衰、知、已3个字是对疗效的评价，而这些评价本身也包含着疾病好转不同阶段的证候表现，是与治疗前表现对比后做出的评价。对于疗效不明显的情况，调整治疗方案"不已，刺舌下两脉出血，不已，刺郄中盛经出血，又刺项已下侠脊者，必已"，可见疗效的判断和评价对进一步治疗和最终疗效的重要性。

提到疗效评价,根据治疗前后证候对比评价疗效是最先想到的方法,也是最常见的评价方法。《内经》中运用此种方法评价疗效的记载还有很多,在此不再赘述。

2)根据预后内容判断疗效情况

根据脉、色、神判断预后,从而看疗效变化:

《素问·脉要精微论篇》中记载:"心脉搏坚而长,当病舌卷不能言;其软而散者,当消渴自己。肺脉搏坚而长,当病唾血;其软而散者,当病灌汗,至令不复散发也。肝脉搏坚而长,色不青,当病坠若搏,因血在胁下,令人喘逆;其软而散色泽者,当病溢饮,溢饮者,渴暴多饮,而易入肌皮肠胃之外也。"

上文提出了心脉、肺脉、肝脉出现异常时常见的临床表现,以及出现怎样的脉象,疾病又会出现怎样的转归。根据脉象的变化情况推断出疾病的变化、疗效情况。

《素问·五脏生成篇》中记载:"故色见青如草兹者死,黄如枳实者死,黑如炲者死,赤如衃血者死,白如枯骨者死,此五色之见死也。青如翠羽者生,赤如鸡冠者生,黄如蟹腹者生,白如豕膏者生,黑如乌羽者生,此五色之见生也。"

上文是面部望诊的重要内容。提出了五色中表现为死症的情况和五色中表现有生机而预后良好的情况。这就是根据色来评价疗效的方法。

《素问·汤液醪醴论》中记载:"帝曰:形弊血尽而功不立者何?岐伯曰:神不使也。帝曰:何谓神不使?岐伯曰:针石,道也。精神不进,志意不治,故病不可愈。今精坏神去,营卫不可复收。何者?嗜欲无穷,而忧患不止,精神弛坏,荣泣卫除,故神去之而病不愈也。"

上文强调了疾病在治疗过程中神气的有无对病程转归的重要作用。这里所说的神气,是指维持生命活动的生生之机。在治疗过程中,无论运用任何治法,都必须通过人体的神气发挥作用。所以,就必须时刻注意维护患者的神气。这里强调了神是预后和疗效评价的重要指标。

3)根据病位判断预后

《素问·热论篇》中记载:"帝曰:愿闻其状。岐伯曰:伤寒一日,巨阳受之,故头项痛腰脊强。二日阳明受之,阳明主肉,其脉挟鼻络于目,故身热目疼而鼻干,不得卧也。三日少阳受之,少阳主骨,其脉循胁络于耳,故胸胁痛而耳聋。三阳经络皆受其病,而未入于藏者,故可汗而已。"

针对不同的病程确定病位,分别分析了伤寒一日、二日、三日的病位和证候表现,即"伤寒一日,巨阳受之,故头项痛腰脊强。二日阳明受之,阳明主肉,其脉挟鼻络于目,故身热目疼而鼻干,不得卧也。三日少阳受之,少阳主骨,其脉循胁络于耳,故胸胁痛而耳聋"。这里可以明确看出根据病位和相应的治法判断疗效。

4)根据中医阴阳五行理论及运气学说判断预后

《素问·四气调神大论篇》中记载:"故阴阳四时者,万物之终始也,死生之本也。逆之则灾害生,从之则苛疾不起,是谓得道。道者,圣人行之,愚者佩之。从阴阳则生,逆之则死,从之则治,逆之则乱,反顺为逆,是谓内格。是故圣人不治已病治未病,不治已乱治未乱。"

上文根据四时五行规律推断疾病向愈情况,明确指出四时阴阳的变化是万物生命的根本,是生命盛衰存亡的根本,顺应四时阴阳规律才是得了养生之道,而对疾病的治疗也应顺应自然界四时阴阳规律,才能取得良好的治疗效果。文中明显判断疗效的词汇有"生""死""治""乱",根据这些词汇判断疾病的疗效。

《素问·气交变大论》中记载:"岁土太过,雨湿流行,肾水受邪。民病腹痛,清厥意不乐,体重烦冤。上应镇星。甚则肌肉痿,足痿不收,行善瘛,脚下痛,饮发中满食减,四肢不举。变生得位,藏气伏,化气独治之,泉涌河衍,涸泽生鱼,风雨大至,土崩溃,鳞见于陆。病腹满溏泄肠鸣,反下甚,太溪绝者死不治。上应岁星。"

上文主要论述了五运太过之年的气候与物象变化及影响人体的发病情况。疾病的发生变化与气候的变化有着密切的关系,每年的气候和疾病流行情况,都可以应用运气学说的理论加以预测。这将有助于准确地判断疾病的病因病机,采取对应的治疗措施,从而保证疗效,并可以根据相应的证候表现判断疗效。

阴阳五行学说及运气学说是祖国医学基本奠基理论之一,《内经》中有关运用阴阳学说和运气学说来判断预后的内容还有很多,值得我们继续深入研究。

2.伤寒金匮类

东汉张仲景所著的《伤寒杂病论》包括《伤寒论》和《金匮要略》两部分内容,是我国医学发展史上影响最大的著作之一。本书是阐述外感疾病及杂病辨证论治的专书,首创中医辨证论治体系和理法方药规范。它成书之后,一直指导着后世医家的临床实践,是理论联系实际的临床医学巨著,为历代习医者必读之经典。《伤寒杂病论》一书与临床的联系更为紧密、直接和具体,是中医学基础理论与临床实践相结合的产物,所以其中有着更多更为清晰的关于疗效评价的内容值得我们去挖掘。

(1)《伤寒论》

《伤寒论》全书共10卷、22篇、113方,是以外感热病的发生发展规律及诊治方法为主要研究对象的一门中医学科。它提出了较为完整的六经辨证体系,并把疾病的发生、发展、转变与整个脏腑经络紧密联系起来,作为辨证的客观依据,运用了汗、吐、下、清、和、温、补、消八法治疗疾病。

首先,我们看一下《伤寒论》中关于疗效评价内容(表5.1)所采取的常见表述形式。

表5.1 《伤寒论》中的疗效评价内容

疗效评价条文	评价词语
太阳病,脉浮而动数,浮则为风,数则为热……而反恶寒者,表未解也(134条)	未解
伤寒五六日,呕而发热者,柴胡汤证具……不为逆,必蒸蒸而振,却发热汗出而解(149条)	逆
发汗后,水药不得入口为逆,若发汗,必吐下不止(76条)	逆
伤寒五六日,大下之后,身热不去,心中结痛者,未欲解也,栀子豉汤主之(78条)	未欲解
太阳病,得之八九日,如疟状,发热恶寒……脉微缓者,为欲愈也(23条)	欲愈
伤寒,脉弦细,头痛发热者,属少阳……此属胃不和也,和之则愈(265条)	愈
结胸证,其脉浮大者,不可下,下之则死(132条)	死
若以吐下发汗温针,谵语,柴胡汤证罢者,此为坏病,知犯何逆,以法治之(267条)	坏病

从上表中我们可以清楚地看出《伤寒论》中常用的疗效评价词语有:"愈、解"表示治愈;"欲解"表示好转;"未解、未欲解"表示无效;"逆、坏病、死"表示恶化等。这些词语基本上涵盖了疗效评价的内容。很显然,祖国医学早在东汉时期就对已经具备疗效评价的意识,而且关于这方面的记载也很全面了。

1)根据治疗前后证候对比评价疗效

《伤寒论·辨太阳病脉证并治》中记载:"太阳病,十日以去,脉浮细而嗜卧者,外已解也。设胸满胁痛者,与小柴胡汤;脉但浮者,与麻黄汤。"

这段条文中指出太阳病日久不愈的3种转归情况:第一,脉象由浮而有力转变为浮细,即脉象趋于缓和,表证随之消失,惟因病程日久,且在初愈之时,患者正气尚未恢复,则精神疲倦,嗜卧,故曰"外已解也";第二,太阳病日久不去,而患者出现胸满胁痛,胸胁为少阳经脉循行的路线,说明太阳证罢而少阳证起,给予小柴胡汤治疗;第三,太阳病虽十日以上,而仅见脉浮,未见其他变化,故仍给予麻黄汤治疗。从这段论述中我们可以明确地看出,根据前后证候的变化,而判断出太阳病日久不愈的转归情况,对治疗结果进行评价。

《伤寒论·辨太阳病脉证并治》中记载:"伤寒五六日,大下之后,身热不去,心中结痛者,未欲解也,栀子豉汤主之。"

对于发汗吐下后,实邪已去,余热留扰,引起"心中结痛"的疗效,疾病刚开始出现的证候"身热不去",即治疗前证候,随着疾病的变化,又出现"心中结痛"的证候变化,即治疗后证候,所以对疾病治疗便做出评价"未欲解"。原有的身热症状还未解除,又增添了心中结痛的不适,很显然是根据治疗前后证候对比做出的评价。

《伤寒论·辨少阴病脉证并治》中记载:"治少阴病,脉紧,至七八日,自下利,脉暴微,手足反温,脉紧反去者,为欲解也,虽烦下利,必自愈。"

本条对于少阴病病势向愈的机转,出现"手足反温""脉紧反去"等证候变化,做出了"为欲解也"的评价结果。少阴病至七八日,证见自下利,脉象突然微弱无力,但手足不逆冷反而微温,脉紧反而消失,很显然是根据治疗前后证候对比做出的评价。

2)根据脉象来评价疗效

《伤寒论》强调脉证并治,通过脉象和证候来叙述伤寒六经病的表现、治疗、预后等内容。所以,我们亦可以通过脉象来评价疗效。

《伤寒论·平脉法》中记载:"若表有病,脉当浮大,今脉反沉迟,故知愈也。"

《伤寒论·辨太阳病脉证并治》中记载:"太阳病,十日以去,脉浮细而嗜卧者,外已解也。设胸满胁痛者,与小柴胡汤;脉但浮者,与麻黄汤。"

《伤寒论·辨太阳病脉证并治》中记载:"伤寒一日,太阳受之,脉若静者为不传;颇欲吐,若躁烦,脉数急者,此为传也。"

关于脉象评价疗效的内容有很多,在这里就不再赘述。

3)根据时间、疗程来评价疗效

《伤寒论·辨太阳病脉证并治》中记载:"病有发热恶寒者,发于阳也;无热恶寒者,发于阴也。发于阳,七日愈,发于阴,六日愈,以阳数七,阴数六故也。太阳病,头痛至七日以上自愈者,以行其经尽故也。若欲作再经者,针足阳明,使经不传则愈。太阳病欲解时,从巳至未上。风家表解而不了了者,十二日愈。"

《伤寒论·辨阳明病脉证并治》中记载:"阳明病欲解时,从申至戌上。"

《伤寒论·辨少阳病脉证并治》中记载:"少阳病欲解时,从寅至辰上。"

《伤寒论》中根据时间、疾病疗程判断预后的示例很多,说明古人注重天人相应,重视时间、气候等因素对疾病的影响。

(2)《金匮要略》

《金匮要略》全书6卷,25篇。所谓"金匮",是表明某种文献极为珍贵和重要的意思,"要略"二字,说明本书已非仲景杂病论的全貌,而是经过后人删节,保留了原著中最重要、最关键的部分。此书以脏腑辨证论述内科杂病为主,兼及部分妇科、外科的内容,是临床医学的奠基之作,所以,其学术特色也反映着整个中医学的特色。

1）根据治疗前后证候对比评价疗效

《金匮要略·肺痿肺痈咳嗽上气病脉证治第七》："肺痿吐涎沫而不咳者，其人不渴，必遗尿，小便数。所以然者，以上虚不能制下故也。此为肺中冷，甘草干姜汤以温之。若服汤已渴者，属消渴。"

由"肺痿吐涎沫而不咳者，其人不渴，必遗尿，小便数。所以然者，以上虚不能制下故也。此为肺中冷，甘草干姜汤以温之"可见温法甘草干姜汤的采用是针对上焦虚弱不能制约下焦的病机，治疗后"已渴"明显是在与治疗前"不渴"的证候表现做对比，这时候已经属于消渴病的范畴，治疗方法也应该相应地进行变化调整。

《金匮要略·腹满寒疝宿食病脉证治第十》："按之心下满痛者，此为实也，当下之，宜大柴胡汤。腹满不减，减不足言，当须下之，宜大承气汤。"

本文中治疗后"腹满不减，减不足言"的临床证候表现与治疗前"按之心下满痛"的证候表现做一个对比，"按之心下满痛者，此为实也，当下之，宜大柴胡汤"是针对"实"的病机采用下法治疗，治疗以后效果不是很明显时，据证调方，确定了进一步治疗方案"当须下之，宜大承气汤"，最终取得了良好的效果。

2）根据汗、大小便、呕吐物的变化情况评价疗效

《金匮要略·痉湿暍病脉证治第二》："风湿相搏，一身尽疼痛，法当汗出而解，值天阴雨不止，医云：此可发汗。汗之病不愈者，何也？盖发其汗，汗大出者，但风气去，湿气在，是故不愈也。若治风湿者，发其汗，但微微似欲出汗者，风湿俱去也。"

本条文说明风邪与湿邪相互搏结，全身感到疼痛，应当通过汗法而得以解除。但发汗以后"一身尽疼痛"的症状并未解除，是因为"风气去，湿气在"的缘故，采用"微微发汗"的方法，使"风湿俱去也"，这样症状消失，疾病向愈。

《金匮要略·百合狐惑阴阳毒病脉证治第三》："百合病，变发热者（一作：发寒热）百合滑石散主之。百合滑石散方，百合（一两，炙）滑石（三两）上为散，饮服方寸匕，日三服，当微利者，止服，热则除。"

上条文说明百合病转变为发热明显者，应该用百合滑石散治疗，疗效评价的标准是"当微利者，止服，热则除"，即小便通利，则热邪得以驱除，"热随利去"的机制所在。

《金匮要略·腹满寒疝宿食病脉证治第十》："腹中寒气，雷鸣切痛，胸胁逆满，呕吐，附子粳米汤主之。附子粳米汤方：附子（一枚，炮）半夏（半升）甘草（一两）大枣（十枚）粳米（半升）上五味，以水八升，煮米熟汤成，去滓，温服一升，日三服。痛而闭者，厚朴三物汤主之。厚朴三物汤方：厚朴（八两）大黄（四两）枳实（五枚）上三味，以水一斗二升，先煮二味，取五升，内大黄，煮取三升，温服一升，以利为度。"

上条文说明患者腹痛而且大便不通者,可以根据大便通利与否"以利为度"判断治疗效果。

《金匮要略·腹满寒疝宿食病脉证治第十》:"宿食在上脘,当吐之,宜瓜蒂散。瓜蒂散方:瓜蒂(一分,熬黄)赤小豆(一分,煮)上二味,杵为散,以香豉七合煮取汁,和散一钱匕,温服之,不吐者,少加之,以快吐为度而止。"

上条文说明内有宿食停留在上脘,应当采用吐法进行治疗,用瓜蒂散。根据呕吐物为疗效指标,判断疾病的转归情况。

3)根据脉象变化评价疗效

《金匮要略·血痹虚劳病脉证并治第六》:"问曰:血痹病从何得之?师曰:夫尊荣人骨弱肌肤盛,重因疲劳汗出,卧不时动摇,加被微风,遂得之。但以脉自微涩在寸口,关上小紧,宜针引阳气,令脉和、紧去则愈。"

上条文指出通过针刺方法引导阳气,使脉象平和、紧脉消失,则血痹病解除。明确指出通过脉象的变化达到驱除疾病的效果。

《金匮要略·脏腑经络先后病脉证第一》:"问曰:寸脉沉大而滑,沉则为实,滑则为气。实气相搏,血气入脏即死,入腑即愈,此为卒厥。何谓也?师曰:唇口青,身冷,为入脏即死;如身和,汗自出,为入腑即愈。问曰:脉脱入脏即死,入腑即愈,何谓也?师曰:非为一病,百病皆然。譬如浸淫疮,从口起流向四肢者,可治;从四肢流来入口者,不可治;病在外者,可治,入里者,即死。"

上条文由脉象和证来判断病位,如"寸脉沉大而滑,沉则为实,滑则为气。实气相搏,血气入脏即死,入腑即愈",又如"唇口青,身冷,为入脏即死;如身和,汗自出,为入腑即愈",并由病位判断预后,这些即以脉证为指标来判断预后。

4)根据色泽变化评价疗效

《金匮要略·脏腑经络先后病脉证第一》:"问曰:病人有气色见于面部,愿闻其说。师曰:鼻头色青,腹中痛,苦冷者死;鼻头色微黑者,有水气;色黄者,胸上有寒;色白者,亡血也。设微赤非时者死。其目正圆者痉,不治。又色青为痛,色黑为劳,色赤为风,色黄者便难,色鲜明者有留饮。"

上条文指出了"病人有气色见于面部"据面部色泽做预后疗效判断,同时其判断还与其他证候合参,如鼻头色青,兼见腹中痛,苦冷者死。

3.病源诊法类

病源诊法类文献主要论述疾病的病因病机、症状、诊断、预后等内容的文献,与疗效评价关系极为密切,且内容较为集中。病源类文献很少,《诸病源候论》堪称对中医证候进行规范的专书,而疗效评价与证候的关系密切,故是重要的研究对象之一。而诊法类文献中很多预后相关的内容也可用于疗效的评价。

(1)《诸病源候论》

在隋代,医家们对病源的探讨和症状的描述,都取得了相当大的成就,而巢元方的《诸病源候论》一书是重要的代表著作。该书内容丰富,总结了魏晋以来的医疗经验。全书共50卷,分67门,论述了1739种病候。该书最大的贡献就是对疾病的记载广泛与翔确,说明了各种疾病的病因病机、证候、诊断和预后。对于病源的认识,除根据传统的医学理论对病源进行解释以外,还根据临床经验进行了新的理论探索。

1)根据治疗前后证候对比评价疗效

《诸病源候论·咳嗽病诸候·久咳嗽上气候》:"久咳嗽上气者,是肺气虚极,气邪停滞,故其病积月累年。久不瘥,则胸背痛,面肿,其则唾脓血。"

上文是对久咳嗽上气治疗时出现前后证候变化的记载,"久不瘥"说明很长时间咳嗽没有治愈,是疗效判断的常用词汇,"胸背痛,面肿,其则唾脓血",这些证候是与"咳嗽上气"证候的对比。

《诸病源候论·风病诸候下·风冷候》:"又云:欲以闭气出汗,拳手屈膝侧卧,闭气自极,欲息气定,复闭气,如此汗出乃止。复转卧,以下居上,复闭气如前,汗大出乃止。此主治身中有风寒。欲治股胫手臂痛法:屈一胫一臂,伸所病者,正偃卧,以鼻引气,令腹满,以意推之,想气行至上,温热,即愈。"

书中有不少导引法,是治疗方法的一种,也是本书的特色之一。其评价疗效"即愈"也是根据治疗前后证候的对比,治疗后感觉"温热"与治疗前"身中有风寒""股胫手臂痛"的对比。

2)根据脉象变化评价疗效

《诸病源候论·痢病诸候·脓血痢候》:"诊其脾脉微涩者,为内溃,多下血脓。又脉悬绝则死,滑大则生。脉微小者生,实急者死。脉沉细虚迟者生,数疾大而有热者死。"

上文中明确提出脓血痢疾时出现何种脉象会有何种预后,"生""死"等词语即是典型的疗效评价词语。

3)根据色泽变化情况评价疗效

《诸病源候论·风病诸候下·风瘙身体隐轸候》:"邪气客于皮肤,复逢风寒相折,则起风瘙隐轸。若赤轸者,由凉湿折于肌中之热,热结成赤轸也。得天热则剧,取冷则灭也。白轸者,由风气折于肌中热,热与风相搏所为。白轸得天阴雨冷则剧,出风中亦剧,得晴暖则灭,着衣身暖亦瘥也。"

根据疹的不同的颜色,意味着出疹病机不同,影响出疹加重或减轻的因素也不同,所以可根据疹色泽的变化判断预后或疗效。

4)根据汗、大小便、呕吐物的变化情况评价疗效

《诸病源候论·时气病诸候·时气二日候》:"时气病二日,阳明受病。阳明主于肌肉,其脉络鼻入目,故得病二日,肉热,鼻干不得眠。夫诸阳在表,始受病,故可摩膏火灸,发汗而愈。"

《诸病源候论·时气病诸候·时气四日候》:"时气病四日,太阴受病。太阴为三阴之首。三日以后,诸阳受病讫,即传之于阴。太阴之脉,络于脾,主于喉嗌,故得病四日,腹满嗌而干。其病在胸隔,故可吐而愈也。"

《诸病源候论·时气病诸候·时气五日候》:"时气病五日,少阴受病。少阴脉贯肾络肺系于舌,故得病五日,口热舌干而引饮。其病在腹,故可下而愈。"

上述条文中明确指出"发汗而愈""可吐而愈""可下而愈"等这些疗效评价的词汇,即根据汗、吐、下、呕吐物等变化去判断时气病的疗效。

4.方书类

方书是指以记载方剂为主的中医学著作,为中医文献中涉及范围最广、数量最庞大的一部分。据《全国中医图书联合目录》统计,现存清以前的"方书类"医籍达1216种。从方书的类别来看,有综合性方书、专科方书、方论、方歌、方剂讲义、单方、验方汇编等。方书类文献从临床实际中获得,故其中的众多内容都与治疗与疗效密切相关。现以唐代最著名的综合性方书《备急千金要方》为代表介绍一下方书类文献关于疗效评价内容的情况。

(1)《备急千金要方》

《备急千金要方》,简称《千金要方》。唐代大医学家孙思邈所著,全书共30卷,分232门,5300首方剂。内容涉及医论、医德、诊法、本草、制药、医方、养生、食疗、针灸、导引、按摩等有关医疗活动的各个方面,记载病证包括内、外、妇、儿等各科。名为方书,实为一部总结前代与当时医家,以及自己医疗经验的一部综合性医学著作。

1)根据治疗前后证候对比评价疗效

《千金要方·妇人方上·妊娠恶阻》:"阻病者,患心中愦愦,头重眼眩,四肢沉重,懈惰不欲执作,恶闻食气,欲啖咸酸果实,多卧少起,世谓恶食。其至三四月日以上,皆大剧吐逆,不能自胜举也。此由经血既闭,水渍于脏,脏气不宣通,故心烦愦闷,气逆而呕吐也。血脉不通,经络否涩,则四肢沉重,挟风则头目眩也。觉如此候者,便宜服半夏茯苓汤,数剂后将茯苓丸,痰水消除,便欲食也,四肢沉重亦解。"

上条文中服用半夏茯苓汤和茯苓丸后,妊娠恶阻患者由先前的"四肢沉重,恶闻食气"等证候表现,转变为"欲食""四肢沉重亦解"等证候表现。

《千金要方·伤寒方下·温疟》:"恒山丸:治痎疟,说不可具方。恒山 知母 甘草 大黄(各十八株) 麻黄(一两)上五味为末之,蜜和丸,未食服五丸如梧子大,日二,不知渐增,以瘥为度。《肘后》无大黄。又方:主疟经数年不瘥者,两剂瘥,一月以来一剂瘥方。恒山三两为末,以鸡子白和,并手丸如梧子大,置铜碗中,于汤中煮之令熟,杀腥气则止,以竹叶饮服二十丸。欲吐但吐,至发令得三服,时早可断食,时晚不可断食,可竹叶汁煮糜少食之。"

上文中"以瘥为度""数年不瘥""两剂瘥""以一剂瘥"等词汇明显关于疗效的记载。"以瘥为度"是指病证消除,要通过治疗前后的比较而得知。度,即度量、标准,即以治疗后病证的消除为取得疗效的标准。衡量标准如何要通过治疗前后证候的对比得出。

2)根据汗、大小便、呕吐物、分泌物等变化情况评价疗效

《千金要方》一书中关于汗、小便、大便、吐、出血等情况的记载十分丰富,记载中最为常见的疗效指标"汗、呕吐物、大小便、恶血(妇科)",与中医最为常用的治疗方法"汗、吐、下"法是相对应的。所以,我们可以通过这些记载来判断疗效前后的变化。

《千金要方·伤寒上·发汗散》:"五苓散:主时行热病,但狂言烦躁不安,精彩言语不与人相当者方。猪苓 白术 茯苓(各十八株) 桂心(十二株) 泽泻(三十株)上五味治下筛,水服方寸匕,日三。多饮水,汗出即愈。"

《千金要方·伤寒下·伤寒发黄》:"诸病黄胆,宜利其小便,假令脉浮,当以汗解,宜桂枝加黄芪汤方 桂枝 芍药 生姜(各三两) 甘草(二两) 大枣(十二枚) 黄芪(五两)上六味,以水八升微火煎取三升,去滓,温服一升,覆取微汗,须臾不汗者,饮稀热粥以助汗。"

上述条文中"汗出即愈""覆取微汗"等词语,即以汗出来判断疾病的向愈情况。

《千金要方·伤寒方下·伤寒发黄》:"黄疸之为病,日哺所发热恶寒,小腹急,身体黄,额黑,大便溏黑,足下热,此为女劳,腹满者,难治。治之方:滑石石膏散:滑石 石膏(各等分) 右二味治,下筛,以大麦粥汁服方寸匕,日三,小便极利则瘥。"

《千金要方·伤寒方上·宜下》:"承气汤方 枳实(五枚) 大黄(四两) 芒硝(半升) 甘草(二两)上四味,以水五升煮取二升,去滓,适寒温分三服。如人行五里进一服,取下利为度,若不得利,尽服之。"

上述条文中"小便极利则瘥""取下利为度"等词语,即以大小便来判断疾病的向

愈情况。

《千金要方·伤寒方上·宜吐》："病如桂枝证,头不痛,项不强,而脉寸口浮,胸中硬满,气上冲喉咽不得息者,此以内有久痰,宜吐之。宿食在上脘,宜吐之。少阴病,饮食入口则吐,心中愠愠然,欲吐复不能吐者,宜吐之。"

《千金要方·妇人方中·恶露》："甘草汤:治产乳余血不尽,逆抢心胸,手足逆冷,唇干,腹胀,短气方。甘草汤:甘草 芍药 桂心 阿胶(各三两) 大黄(四两)右五味,以东流水一斗煮取三升,去滓,内阿胶令洋,分三服。一服入腹中,面即有颜色。一日一夜尽此三升,即下腹中恶血一二升,立瘥。"

《千金要方·疗肿痈疽·疗肿》："犯疗疮方:芜菁根 铁生衣 上二味各等分和捣,以大针刺作孔,复削芜菁根如针大,以前铁生衣涂上刺孔中,又涂所捣者封上,仍以方寸匕,绯帛涂贴上,有脓出,须臾拔根出,立瘥。"

上述三条文是以呕吐物、恶血(妇科)、脓液(外科分泌物)等情况,判断疾病的向愈情况。

运用汗、大小便、呕吐物、分泌物这些疗效判断指标去评价疾病的向愈情况,符合中医学治病驱邪扶正的治疗原则,只要邪出有路,邪出有度,正气恢复,疾病向愈。所以,运用这些指标去衡量疾病的疗效是古人疗效评价的一大特色。

3)医生与疗效的关系

提起孙思邈这位著名的医家,大家很自然地会想起两篇很有名的文章《大医习业》和《大医精诚》,孙氏对医生的技术、医生的治学态度、医生的医德等方面都提出了很高的要求,所以,从孙氏的论述中我们可以寻找到一些医生与疗效关系的记载。

《千金要方·序例·大医精诚》："张湛曰:夫经方之难精,由来尚矣。今病有内同而外异,亦有内异而外同,故五脏六腑之盈虚,血脉荣卫之通塞,固非耳目之所察,必先诊候以审之。而寸口关尺,有浮沉弦紧之乱;俞穴流注,有高下浅深之差;肌肤筋骨,有浓薄刚柔之异。唯用心精微者,始可与言于兹矣。今以至精至微之事,求之于至粗至浅之思,其不殆哉! 若盈而益之,虚而损之,通而彻之,塞而壅之,寒而冷之,热而温之,是重加其疾,而望其生,吾见其死矣。故医方卜巫,艺能之难精者也。既非神授,何以得其幽微?"

孙氏指出,医生必须有过硬的医疗技术,如果技术不过硬,就很容易导致使用错误的治疗手段方法:"盈而益之,虚而损之,通而彻之,塞而壅之,寒而冷之,热而温之,是重加其疾,而望其生,吾见其死矣。"甚至导致摧残生命的严重医疗事故。所以,医生的医技和医德与疗效的关系也是很紧密的。

5.临床各科类

临床各科类文献体现了中医临床各科的疾病及治疗特点,是各科临床专家的经验总结。按照内、外、妇、儿、温病这几种基本的临床分科选择代表性文献,可以简要比较中医临床各科的疗效评价特点。

(1)《脾胃论》

《脾胃论》是金元四大家之一的李东垣所著。李杲,字明之,晚号东垣老人,学以号行,后人多尊称其为李东垣。李杲在学术上发挥了其师张元素的脏腑辨证学说,在治疗上善用温补脾胃之法,并创立了脾胃学说,后世称其为补土派。全书共3卷,共载医论36篇,方论63篇,本书广引《内经》《难经》等经典著作中的论述,以论证脾胃的重要性。

1)根据治疗前后证候对比评价疗效

《脾胃论·分经随病制方》:"如小便遗失者,肺气虚也,宜安卧养气,禁劳役,以黄芪、人参之类补之;不愈,当责之有热,加黄柏、生地黄,一服,则小便止。"

上述条文中"小便遗失者"和"小便止"是很明显的治疗前后证候对比,暗示着对疗效良好的评价。此外,在对疗效不愈的判断后,不愈是未见好转痊愈之意,但未见不良变证,故从其用方加减中可以看到医生继续原治疗方法用药的基础上增加了黄柏和生地黄,终取效,由治疗前后的对比判断疗效。

《脾胃论·脾胃盛衰论》:"饮食不节,劳役所伤,以致脾胃虚弱,乃血所生病,主口中津液不行,故口干咽干也。患者自以为渴,医者治以五苓散,谓止渴燥,而反加渴燥,乃重竭津液,以至危亡。"

上述条文中治疗前"患者自以为渴"与治疗后"而反加渴燥"是很明显的治疗前后证候对比,"以至危亡"是对治疗和病情发展的一种评价。

2)根据汗、大小便等变化情况评价疗效

《脾胃论·五苓散》:"治烦渴饮水过多,或水入即吐,心中淡淡,停湿在内,小便不利。桂(一两) 茯苓 猪苓 白术(以上各一两五钱)泽泻(二两五钱)上为细末。每服二钱,热汤调服,不拘时候,服讫,多饮热汤,有汗出即愈。"

《脾胃论·论饮酒过伤》:"夫酒者,大热有毒,气味俱阳,乃无形之物也。若伤之,止当发散,汗出则愈矣;其次莫如利小便,二者乃上下分消其湿。"

上述条文中"有汗出即愈"与"汗出则愈矣"就是很明显地根据汗出情况来判断疗效。

《脾胃论·圣饼子》:"治泻痢赤白,脐腹撮痛,久不愈者。黄丹(二钱)定粉 舶上硫黄陀僧(以上各三钱)轻粉(少许)上细锉为末,入白面四钱匕,滴水和如指尖大,捻作饼子,阴干。食前温浆水磨服之,大便黑色为效。"

上条文中"大便黑色为效"指出通过大便颜色变化来判断治疗效果,"效"即疗效评价常用词汇。

《脾胃论·分经随病制方》:"如小便遗失者,肺气虚也,宜安卧养气,禁劳役,以黄芪、人参之类补之;不愈,当责之有热,加黄柏、生地黄,一服,则小便止。"

上条文中"小便止"即根据小便情况判断治疗效果、评价疗效。

(2)《外科正宗》

《外科正宗》明代陈实功著,成书于1617年。全书共4卷,细载病名,各附治法,条理清晰,十分完备,自唐到明的外科治法,此书大多收录。《四库全书总目提要》对本书有"列证最详,论治最精"的评价,这是一部代表明以前外科学成就的重要文献。从学术思想上看,本书内治重视脾胃,以消、托、补法为主;其主要成就是以外治和手术方面比较突出。

1)根据治疗前后证候对比评价疗效

《外科正宗·卷上·痈疽治验》:"一男子年五十余,背心生疽十三日矣。汤水全然不入,坚硬背如负石,饮食不进,烦闷不语。请视之,疮势虽重,皮色亦紫,喜其根脚交会明白,毒尚结局于此,未经入内,故可治之。须行拔法,使毒气外发,不致内攻为要。随煮药筒提拔二次,共去恶血碗许。又脉实便秘,以内疏黄连汤及猪胆套法,大便通利两次,使内外毒气皆得通泄,随夜睡卧得宁,背重失其大半。次用托里排脓之药,外以桑木灸法,肿硬渐腐,脓毒渐出,换十全大补汤加麦冬、五味子数服,腐肉自脱,饮食渐进,疮口渐合,调理两月余而愈。"

此例患者治疗前证候可见"背心生疽""坚硬背如负石""饮食不进""脉实便秘"等一系列局部体征和全身症状,经治疗,出现"大便通利""随夜睡卧得宁,背重失其大半""饮食渐进""疮口渐合"等一系列症状好转的表现,最终"调理两月余而愈"。"愈"即疗效评价的词汇。这段论述也明显地体现出外科疾病疗效评价的特点,即全身症状及局部体征改变相结合判断治疗效果。

2)根据脉象变化评价疗效

《外科正宗·卷上·肺痈论》:"一妇人素血虚,发热咳嗽,或用痰火之剂后,吐脓血,面赤脉数,其势甚危,此脓成而血气虚也。余用八珍汤以补元气,用桔梗汤以治肺症,脉症渐愈。"

上面例中,可以看到脉常作为评价依据,脉乃医生观察到的体征指标。"脉症渐愈""脉症悉退"等词汇都是根据脉象变化判断疗效的常用评价词汇。

3）根据疗程长短评价疗效

《外科正宗·卷之二·咽喉治验》："一男子咽喉肿痛，发寒体倦，脉弦有力。此邪在表，以荆防败毒散加牛蒡子、玄参一剂，表证已退，肿痛仍作；又以玄参解毒汤二剂，肿痛减半；又二剂而安。"

上面例中即以服药时间的长短判断疗效，初服第一剂即显效，第二剂效果明显，第三剂则病情痊愈，疗程也是决定患者病情好坏的一个重要因素。

4）多种治疗措施的运用与疗效

《外科正宗·卷之三·流注治验》："一孀妇项间乳上各肿一块，将近一年，渐大方痛，诊之脉细数而无力，此思虑过伤之病也。以归脾汤加桔梗、香附十余服，其肿渐高；外以琥珀膏敷之，肿顶红色，欲作其脓，又以十全大补汤加桔梗、贝母服之，半月脓熟；针刺之后，头腐脓清，三月而愈。"

外科病的治疗措施可谓独具特色，丰富多样。内服汤药，外用针、灸、熨等诸法，不一而足，如上面例中的"内服归脾汤、十全大补汤""外敷琥珀膏""针刺"等多种内治外治相结合的治疗方法，对于外科病既有全身症状又有局部表现的特点而言，有助于取得更快更好的疗效，体现了中医治疗的特色和优势。

（3）《妇人大全良方》

《妇人大全良方》，全书共24卷，又名《妇人良方大全》，简称《妇人良方》。作者陈自明，成书于公元1237年。该书融辑《内经》以降40余种医籍妇科精要，附以家传经验方，对妇科病证进行了全面论述，集宋以前妇科之大成，奠定了后世妇科学术体系，承先启后，在中医妇科文献中具有极其重要的地位。全书分为调经、求嗣、众疾、胎教、妊娠、坐月、产难、产后8门，计260余论，1400余方。内容广博，条目清晰，论理精详，正如《四库全书总目提要》所评："自明采诸家，提纲挈领，于妇科证治，详悉无遗。"作为中医妇科的代表作之一，其对疗效的评价也充分体现了妇科的特点。

1）根据治疗前后证候对比评价疗效

《妇人大全良方·卷八·妇人阴痒方论第十六》："夫妇人阴痒者，是虫蚀所为。三虫在于肠胃之间，因脏虚，三虫动作，蚀于阴内。其虫作热，微则为痒，重者乃痛也。大黄散 治妇人阴痒。蛇胆 雄黄 硫黄 朱砂 硝石 芜荑各半两 藜芦二钱半 上为细末，研停，以腊月猪脂和如膏。用故布作缠子，如指长一寸半，以药涂上，纳阴中，日一易之。过几日，痒即止。"

上条文是针对妇人阴痒所给的外治疗法，"过几日，痒即止"是很明显的治疗后的效果体现，根据阴痒的情况判断疾病的疗效如何。

《妇人大全良方·卷十二·妊娠恶阻方论第二》:"夫妊娠阻病者,按昝殷《产宝方》谓之子病。巢氏《病源》谓之恶阻。……白术散 治恶阻吐清水,甚则十日粥浆不入者。白术一两 人参半两 丁香二钱半 甘草一钱 上为细末。每服二钱,水一盏,姜五片,煎至七分,温服,呕吐止。"

上条文是针对妇人妊娠恶阻所给出的治疗方法,"呕吐止"是很明显的治疗后的效果体现,根据呕吐的情况判断疾病的疗效如何。

《妇人大全良方·卷一·带下方论第十六》:"夫带下乃湿盛而火衰,肝郁而气弱,则脾土受伤,湿土之气下陷,是以脾精不守,不能化荣血以为经水,反变成白滑之物,由阴门直下,欲自禁而不可得也。治法宜大补脾胃之气,稍佐以舒肝之品,使风木不闭塞于地中,则地气自升腾于天上,脾气健而湿气消,自无白带之患失。白术一两 山药一两 人参二钱 白芍五钱 车前子三钱 苍术三钱 甘草一钱 陈皮五分 黑芥穗五分 柴胡六分 水煎服。二贴轻,四贴止。"

上条文是针对妇人带下病所给出的治疗方法,"二贴轻,四贴止"是对带下之证不同阶段的疗效进行的评价,"轻""止"为评价词语,而这些评价词本身就有比较之义,即根据治疗前后白带的变化情况判断疗效。

2)以妇人经、带、胎、产的变化情况评价疗效

《妇人大全良方·卷一·月水不调方论第五》:"姜黄散 治血脏久冷,月水不调,脐腹刺痛。川姜黄四两 莪术 红花 桂心 川芎各一两 延胡索 牡丹皮 当归各二两 白芍药三两 上为细末。每服一钱,水半盏,酒半盏,煎至七分,热服。经月余,月水得调,脐腹不痛。"

《妇人大全良方·卷一·带下方论第十六》:"夫带下乃湿盛而火衰,肝郁而气弱,则脾土受伤,湿土之气下陷,是以脾精不守,不能化荣血以为经水,反变成白滑之物,由阴门直下,欲自禁而不可得也。治法宜大补脾胃之气,稍佐以舒肝之品,使风木不闭塞于地中,则地气自升腾于天上,脾气健而湿气消,自无白带之患失。白术一两 山药一两 人参二钱 白芍五钱 车前子三钱 苍术三钱 甘草一钱 陈皮五分 黑芥穗五分 柴胡六分 水煎服。二贴轻,四贴止。"

《妇人大全良方·卷十三·妊娠胎动不安方论第十六》:"寄生汤 治胎气常不安。治五个月以后胎不安。桑寄生 秦艽 阿胶各半两 糯米半两 以上以新汲水三升,先下寄生、秦艽二味,煮至二升,去滓;次入阿胶、糯米再煮,约有一升止。分作三服,空心、食前、日午服之。忌酒、醋三五日。妊娠胎气至五月以后常不安者,服之必效。"

《妇人大全良方·卷二十·产后恶露不绝方论第十六》:"独圣汤 疗产后亡血过多,

心腹切痛,然后血下,久而不止。亦治赤白带下,年深诸药不能疗者,良验。贯众状如刺猬者一个,全用,不锉断,只揉去毛、花、萼用之 上用好醋蘸湿,慢火炙令香熟,候冷,为细末。用米饮调下二钱,空心、食前服,恶露止。"

以上四段条文,分别从妇人经、带、胎、产的前后治疗变化情况判断疗效,是妇人疾病常见的特色评价方法。

6.医案类

医案是临床诊疗活动的真实记述,是临床实践最直接的体现。中医的生命在于临床实践,历代名医医案为我们留下了许多宝贵的经验。中医医案不仅是中医理、法、方、药综合运用的具体反映形式,而且浓缩、涵盖了中医基础理论和临床各方面的知识,可谓博大精深。中医医案类文献数量众多,《全国中医图书联合目录》收录现存1949年以前的医案著作有612种,若加上该书未收集1949年以后出版的医案著作一并统计,则现存医案著作当在1000种左右。所以,要研究前人临床经验和学术思想,医案类文献是必不可少的研究对象。

(1)《蒲辅周医案》

蒲辅周,四川梓潼县人,出生于中医世家。15岁继承家学,18岁开始独立应诊,20多岁即闻名川北。蒲老倾心于中医事业70个春秋,他长于内、妇、儿科,尤其擅长治疗温热病。在学术上古为今用、独树一帜。从蒲老的医案中,我们可以看到中医医案类文献临床评价内容的特点。

1)根据治疗前后证候对比评价疗效,脉证紧密结合

《蒲辅周医案·内科治验·第十九》:"俞某,女,73岁,1965年12月9日初诊。肺炎后,仍头昏,怕冷,微有咳嗽,汗出心慌,胸闷烦热,口苦,口干不欲饮,睡眠欠佳。脉象洪大无力,舌质淡红,苔白而燥。处方:(略)12日11日复诊:睡眠好转,吐白痰,仍心悸,大汗出,口干不思饮。脉结代,舌苔同前。处方:(略)12日17日三诊:食欲好转,思饮,汗已减少,精神好转。脉细缓,舌苔薄白。处方:(略)药后,汗出已止,心悸等诸证皆消失。"

这是医案类文献中典型的病案记载,有初诊、二诊、三诊等一系列诊断记载,从这些复诊的情况中我们可以看出,疗效评价依然是从前后证候对比去评价。例如,一诊中"头昏,怕冷,微有咳嗽,汗出心慌,胸闷烦热,口苦,口干不欲饮,睡眠欠佳。脉象洪大无力,舌质淡红,苔白而燥",服药后二诊出现"睡眠好转,吐白痰,仍心悸,大汗出,口干不思饮。脉结代,舌苔同前"的证候变化,再次服药后三诊又出现"食欲好转,思饮,汗已减少,精神好转。脉细缓,舌苔薄白"的证候变化,最终疾病"汗出止,心悸诸证消失"。所以,评价指标应是证候的变化,而且基本都是患者的切身感受。

2)根据患者脉象、舌象评价疗效

从上面医案记载中,我们可以清楚地看出蒲老在治病时非常注重患者舌象、脉象的变化情况,所以,我们可以把舌象、脉象作为疗效评价的指标之一。

3)根据患者饮食、睡眠、精神情况变化评价疗效

从上面医案记载中,我们可以清楚地看出蒲老在治病时亦非常注重患者饮食、睡眠、精神的变化情况,这一点我们还可以从蒲老的其他医案中看出,所以,我们可以把饮食、睡眠、精神情况亦作为疗效评价的指标之一。而这一点,正是符合我们现代评价中所关注的生存质量的内容。

4)具备了初步的疗效评价意识

《蒲辅周医案·内科治验·第四十》:"吴某,男,42岁,1962年9月12日初诊。患十二指肠溃疡已13年,秋、冬、春季节之交胃脘疼痛,大便潜血阳性。最近胃脘部疼痛加剧,以空腹为重,精神不佳,大便正常,小便黄。脉弦急,舌红苔少黄。处方:(略)将药连服五剂,诸病皆大轻减,食纳增加,脉缓有力,舌正微有薄黄腻苔,续宜和胃,以资巩固。处方:(略)。"

从上例中可以清楚地看到疗效评价的语句"将药连服五剂,诸病皆大轻减",在此方的基础上,又调整方药,连续服用,以资巩固。全书中疗效评价的语句、词汇很多,足以看出蒲老有着鲜明的疗效评价意识。

5)对疗效进行初步量化评价

《蒲辅周医案·内科治验·第四十》:"宋某,男,65岁,1965年9月11日初诊。4天以来,发热不退,咳嗽痰多,黄白相兼,咽红微感不适,大便干,小便多。脉滑数,舌正苔薄黄腻。处方:(略)将药连服四剂,热退三分之二,咳嗽吐痰亦愈强半,饮食加多,脉象亦见缓和。"

上例中"热退三分之二,咳嗽吐痰亦愈强半"关于疗效表述的语句,已经对病证的疗效有了初步的量化,与现代评价量表的测量方式极为相似。

通过以上对古代中医文献中关于疗效评价内容的分析,我们可以看出中医对疗效评价的方法主要有以下几个方面:第一,根据治疗前后证候对比的评价疗效;第二,根据患者治疗前后体征(脉象、舌象、神志)的变化情况判断疗效;第三,根据人体代谢物(汗、大小便、呕吐物、分泌物)等变化情况判断疗效;第四,根据治疗时间、疗程判断疗效;第五,运用阴阳五行、运气学说判断疗效;第六,根据患者预后判断疗效。这些疗效评价方法主要以患者的切身感受(即患者报告)为评价依据,充分体现了古代中

医对疗效的评价对患者的尊重及其以患者评价为核心的理念,同时也体现了医患评价相结合的中医整体观的特点。

A.古代中医疗效评价体现了中医学理论自身的特点。整体观和辨证论治是中医学理论体系的两大特点。辨证论治是中医学认识疾病和处理疾病的基本原则,辨证是论治的前提和依据,论治是辨证的落实和延续。辨证,即辨识证候,要求辨明疾病的病因、病位、病性及其发展变化趋向,即辨明疾病从发生到转归的总体病机。中医诊疗的核心是辨证,其最关键点是清楚掌握病机。病机,是指病变过程中不同阶段的致病机制,是对四诊所获材料进行理性分析,综合病因、病位、病性、病势得出的结论。疗效评价方法中,根据病位、病势等变化情况评价疗效,反映了对疾病病机的重视。另一方面,据治疗前后证候对比的评价方法则是从治疗的终点体现了辨证论治的宗旨,因为病机的改变最终要在患者身上得到体现和证实。所以,古代中医的疗效评价体现了中医学自身的辨证论治特点。

B.以患者为评价重点,医生与患者评价相结合。在临床诊断疾病时,古代医家以患者为核心,医生从患者的客观体征和主观感受等多方面给予适当的治疗。在临床实际操作中,医生常常通过望、闻、问、切四诊的方法收集患者的第一手资料,收集的信息中均以患者提供的信息为主,相当于医生问诊的内容,并辅以少量的医生诊察到的信息,如色、脉、神等证候表现,相当于望、闻、切的内容。这些内容都体现了古代中医在评价临床疗效时对患者的尊重,及其以患者评价为核心,医患评价相结合的疗效评价特点。

C.重视诸多因素对疗效的影响。中医学理论体系中重视整体观念与辨证论治两大特点,强调天人相应的整体观。环境因素、社会因素、患者自身因素、医生对患者的影响等诸多因素都会对疾病的疗效产生影响。

环境因素方面:人体处于自然界中这一大的环境,自然界的诸多变化都会对患者产生影响,进而影响到疾病的疗效;此外,还有根据患者所处的社会地位、社会环境、生活环境等不同因素,都会对疾病产生不同的治疗效果。所以,治疗疾病的过程是一个复杂的系统工程。患者因素方面:患者的性别、年龄、嗜好、性情意志、饮食起居习惯、体质,与医生配合程度等诸多方面均是影响疗效的因素之一,在临床诊断治疗疾病时,据此制订或调整相应的治疗措施,调整用药剂量,以期取得最好的治疗效果。因此,患者因素亦是影响疗效的关键所在。医生因素方面:医生医疗水平对疗效的影响作用也是非常重要的,每一位患者都期待能遇到一位医技高超的医生为自己诊病。医生的医德医风、医生的言语表情都会对疗效产生影响。例如,早在唐代医家孙思邈就十分重视医生的医德问题,在孙氏专论医德的"大医精诚"篇中,对医生的思想品德修养做了精辟的论述,可见古代医家是非常重视医生自身医德的修养。

D.古代中医疗效评价中包含了生存质量的内容。生存质量一词的英文原词是quality of life(QOL),也将其翻译为生命质量或生活质量等。生存质量的研究起源于20世纪30年代的美国,作为一个专门的概念,最早出现于社会领域。1993年,WHO将生存质量定义为:个体根据其所处的文化背景和价值系统对自身生活的主观感受,它受个体的目标、期望值标准和个体关注点等因素的影响。

在古代中医对疗效的评价内容中,就已经出现了对患者生存质量方面的关注。除病证变化的表现外,常可见机体正气恢复的情况。在中医文献中常可见到诸如此类的表述:"饮食渐进""饮食如故""小便利,大便通畅"等,这些描述都是患者自我感受的准确表述,相当于现代生存质量评价的内容。由此可以看出,古代中医对疗效的评价涵盖范围广泛,包括现代生存质量评价的内容。

(二)现代中医疗效评价的理论研究

通过分析近10年的现代期刊文献,我们可以清楚地发现,目前中医药领域关于疗效评价的内容及方法主要有以下两个方面:第一,针对具体的某一疾病进行特殊的、有针对性的疗效评价体系探讨;第二,将现代循证医学的思路和方法引入中医疗效评价。

1.针对具体疾病的中医疗效评价理论分析

倪青总结了建立糖尿病中医疗效评价标准的思路和方法,研制出用于证候计量诊断的糖尿病辨证标准,运用循证医学、临床流行病学、数理统计方法和信息技术等先进手段制订糖尿病中医疗效评价的标准。周永红等阐述了利用循证医学理念,采用文献调研、前瞻性临床研究的方法,将量表、实验室指标、综合评价的方法相结合,从医生、患者(家属)两方面进行疗效判断,筛选出能反映轻度认知功能障碍临床疗效的敏感指标,并运用信息学和数理统计知识,建立并优选临床疗效评价的方法,探索能体现中医临床疗效的表达模式。王志国等对SARS的中西医结合治疗方案采用多种综合评价方法,配合主观赋权和客观赋权两种形式进行了比较,指出综合评价是对多指标进行评价的理想方法。王畅等通过分析当前皮肤病中医疗效评价体系的不足,探讨生存质量和中医学的关系及生存质量评价在皮肤科的应用,认为生存质量能客观地反映中医特色,提出了将生存质量引入皮肤病中医疗效评价体系的观点。王健等根据中医药治疗艾滋病具有多靶点药理作用和整体综合疗效的特点,采用疗效评价以免疫功能为主,病毒载量、临床症状、体征为辅的综合评价体系较为符合临床实际。汪受传等从学术界公认和显示中医药特色出发,提出了疾病疗效评价、证候疗效评价、合并证发生率与合并用药率评价、安全性评价和卫生经济学评价5个方面,建立中医药治疗小儿病毒性肺炎评价指标体系的构想,并结合临床研究结果对此进行了探讨。张蓓指出,随着生物-心理-社会医学模式的建立,改善和提高癌症患者的生存质量已成为肿瘤治疗方案设计中日益受到重视的问题,而传统的评价肿瘤疗效和预后的方法已不能适应发展的需要。中医药在恶性肿瘤综合治疗中有其独特的作用,中医整体观念贯穿在肿瘤的生理、病理、诊法、辨证、治疗等各个方面。从生存质量和中医整体观出发,全面和正确地认识中医药的治疗价值,完善目前的肿瘤疗效评价标准具有十分重要的临床意义。曹克刚等通过前瞻性临床研究,对偏头痛评价指标的敏感性和特异性进行了研究,指出血瘀证候积分、心境状况变化在偏头痛疗效中具有较好的敏感性和特异性,建议将中医证候评价纳入偏头痛的疗效评价指标。余瑾等通过回顾帕金森病的生存质量研究现状,以及在临床、护理方面的应用,探讨了帕金森病中医药治疗的疗效评价问题,认为制定符合中国国情和中医特色的患者报告的结局指标(PRO)专业量表,是未来帕金森病中西医结合治疗疗效评估的主要方向。

2.引入循证医学的中医疗效评价理论分析

郭新峰等论述中医药临床疗效评价中结局评价指标的选择和应用,总结了我国临床试验中结局指标选择的现状及与国外的差距,阐述了主要结局指标与次要结局指标的联系与区别,介绍了临床试验中结局指标的选择方法,指出只有选择对患者有直接影响的主要结局指标才能够证实干预措施的真正疗效,以实验室检验为主的生物学指标只是一种次要结局指标,只有在主要结局指标不可行、次要结局指标被证实与主要结局指标具有因果关系的情况下才能作为代替主要结局指标的替代指标使用;并提出了临床研究中需注意的3点事项:①应尽快引进与完善功能与生存质量评价;②寻找能发扬中医药优势的证候相关指标;③分清主要结局指标与次要结局指标的临床意义,严格进行结论的推导。刘凤斌等认为,以症状疗效评价为主的中医药临床疗效评价可以借鉴西方PRO量表评价的方法来研制评价工具,建立中医特色的量表评价体系,使中医药疗效评价达到客观化和定量化,以促进中医药事业的发展。胡随瑜等以中医肝的脏象证候标准研究为例,总结了标准制定的基本原则和存在问题,论述了以"评定量表"为工具,建立中医临床疗效评价体系的可能性,提出量表编制的理论构思必须与中医理论相符,并遵循科学测量原理;以"样本"调查为基础,建立量表条目库,确定具有相应检查程序和评分标准的条目,使"评定量表"符合信度、效度检验要求。同时指出,"量表"必须与辨证标准配套使用,才能建立科学、实用的中医临床疗效评价体系。陈可冀阐述了评价疗效的标准要求、中医药个体化治疗效果的评估,以及不良反应的评估等问题。黄煦霞分析了循证医学的基本观点,认为可以借鉴循证医学的思路和方法促进中医评价体系的建立,并指出应将设计生存质量量表作为切入点。危北海等提出,要适应中医药学现代化发展的要求,需建立一整套完整的临床疗效评价体系,可以借鉴循证医学的思路和方法,既体现辨证施治的中医药学特点,又提高了中医药诊疗标准的普遍性,全面、系统、科学、客观反映中医药的临床疗效。胡学军等从生存质量评价的概况、生存质量量表的制定方法、中医药临床研究现状及特点、中医特色生存质量量表形成的可能等几个方面进行论述,并以脑卒中为例,说明将生存质量评价方法引入中医药的临床疗效评价中是可行的、有益的。丁旭峰等从建立并完善中医证候的评估体系,借鉴循证医学,从中医学自身特点出发,在遵循常规的疗效评价标准的基础上,建立包括中医证候和生存质量等科学、客观、多维的疗效评价体系,以评价中医药疗效,并使之逐步得到公认。段碧芳等分析了中医学的人文特征及其在中医临床疗效评价中的作用与挑战,提出将循证医学的定性研究方法应用于中医的疗效评价,选择能够体现中医自身治疗特色与疗效优势的评价指标,使中医临床疗效评价由经验走向科学。刘建平指出方法学制约着中医疗效评价,建议针对中医个体化复杂干预及其社会学属性,需要采用综合定量研究和社会学定性研究的评价方法,创建适用于中医辨证论治的评价模式和方法学。

3.适应现代社会的中医疗效评价理论展望

中医药之所以能够长期存在并经久不衰,关键在于其防治疾病的临床疗效。临床疗效是中医学生存和发展的基础,是中医理论和实践的试金石,中医学的强大生命力在于其确切的疗效,这是中医学历经数千年仍然能够生存并发挥重要作用的根本。从中医学发展的历史进程来看,中医临床疗效评价的方法,多采用单凭整体症状改善的个案记载和回顾性总结的方式,这种经验式的总结方法曾经对中医学的发展起到过巨大的推动作用。然而,随着时代的进步、科学的发展,这种临床疗效评价的方法已经不能适应当今社会的需要。在我们当今世界范围内,出现崇尚自然、渴望天然药物的一种浪潮,使中医药面临着难得的机遇,同时,要求对中医药临床疗效做出客观、科学、系统的评价又面临着极大的挑战。目前为止,中医学尚未建立起符合中医自身规律,能客观评价临床疗效的方法和标准,使中医学难以步入循证医学之轨,严重影响到中医药走向世界的进程。现就现代中医疗效评价的优势与不足分析如下：

（1）**古代中医疗效评价方法和指标的沿用**

在古代中医数千年的医疗实践中，古代中医疗效评价方法主要是医生根据临床望、闻、问、切四诊所收集到的信息，经过一段时间的诊疗过程，根据个人经验判断治疗效果。古代中医疗效评价方法主要侧重于将中医证候，以及某些症状的消失、改善、加重等变化作为疗效的评价标准。医生运用四诊方法对患者病情进行辨证论治，一段时间后，医生再次通过四诊获得患者病情变化信息，对疗效做出判定，判定方法为症状和证候的消失、改善、加重或转归等模糊判断。所以，古代中医疗效评价方法主要是对前后"证"变化的一个评价。这种基于中医"证"变化判断疗效的方法，它的特点是侧重患者整体功能的改善，注重综合因素对患者的影响，注重患者的痛苦与不适，注重医生主观经验的重要性。由于中医学自身的理论特点与时代、历史、科技水平的制约，古代中医疗效评价注重患者前后证候变化作为判断疾病疗效的指标，因而存在着很大的主观性，并且对于指标的描述过于宽泛和模糊，难以形成客观评价标准。但目前由于没有寻找到更适合中医疗效评价的指标，这种方法仍广泛应用于中医临床与基础研究中。

（2）**完全利用西医指标与方法评价中医疗效**

西医学对疾病疗效的判定常常使用痊愈、显效、有效、无效、病死率、致残率等指标，中医的疗效评价中也会见到使用这些不同等级的模糊概念来判断疾病的转归情况。由于中医自身的特点，临床收集患者信息主要通过四诊"望、闻、问、切"的方法，医生与患者的主观性都比较强，缺乏客观的临床指标，所以盲目地完全照搬西医疾病的指标体系去衡量中医的疗效，完全忽视中医辨证论治的特点，忽视中医"异病同治""同病异治"的特点，难以准确、客观地阐明中医药在疾病疗效中的真正作用。西医疾病的评价指标与方法是在西医理论体系指导下，通过对患者客观的实验室理化指标或其他仪器设备等检测手段得出检测指标的变化，去判定疾病的疗效。西医学对有些疾病的发病原因认识不是很明确，例如，对帕金森病的发病原因至今不是很明确，找不出特异性判断疾病疗效变化的适合指标。中医以整体观念与辨证论治为前提，其疗效侧重于通过整体调节来改善和恢复患者内在功能的失衡状态，从多角度、多方位、多靶点诊疗疾病。中西医是具备两种完全不同指导思想的医学体系，不能简单地将西医评价指标和方法照搬过来衡量中医疗效。

（3）**生存质量测评的应用**

随着医学模式由单纯生物医学模式向生物-心理-社会医学模式的转变、疾病谱由传染病向慢性病的转变,这些慢性疾病严重影响着个体的生存质量(疼痛、功能障碍、疾病带来的各种心理与精神问题),生存质量已经逐渐成为现代医学评估临床疗效和疾病预后的重要指标。将生存质量测评应用在临床疗效评价中已成为国际医学界的共识。临床上利用药物和手术治疗虽然可以使疾病得以控制,但如果由此导致患者的生活受限或带来不良影响,也是绝对不可以的。所以,应该从包括患者的生活方面和人生充实感等各个方面总体、客观地对患者的生存质量进行评价。这就是QOL所代表的意义。

生存质量是以反映患者主观感受、主观体验为主的评价指标,其内容和方式与中医临床特点中的注重患者的自身感受存在着许多共通之处。许多中医临床研究开始将生存质量应用于中医疗效评价,尤其是针对一些慢性疑难疾病,如高血压病、糖尿病、肿瘤、帕金森病等的中医药疗效评价,一定程度上能够客观评价和反映中医自身的特点。但目前所用量表多为直接引用或翻译的国外量表,这些量表绝大部分是以西方文化和西医学背景为基础发展起来的,虽然有些经过翻译、改造形成中文版,但其深度和广度仍有待改进,尤其是将这些西医生存质量量表直接应用于中医药临床疗效评价中,其内容不能很好地概括适合我国国情和中医关于疾病认识与生存质量的相关内容。研制在中医理论指导下、符合中医自身特色的生存质量量表,是评价中医药临床疗效方法研究的主要方向。

(4)借鉴循证医学对中医药的评价

循证医学被医学界公认为当前对指导临床实践、制订计划、解释结果和临床决策具有极其重要价值的方法学。它的核心就是任何有关疾病防治的整体策略和具体措施的制订都应基于现有最严谨的关于其临床疗效的科学证据。系统评价是循证医学实践的方法,它是一种将多个同类研究进行质量评价,对其疗效指标和安全性指标进行综合分析,得出干预措施是否有效和安全的研究方法。

Meta分析是系统评价中最常用的一种定量评价方法,这种方法要求必须有足够多的高质量的原始"证据"。近年来,中医界也有一些学者尝试采用系统评价或Meta分析评价中医药临床疗效,但由于中医临床研究整体水平较低,难以为系统评价提供高质量的原始数据,中医文献中临床研究以个案报道、经验总结、病例总结为主,临床试验设计也不是很规范,能严格按照随机、对照、双盲三大原则进行临床研究的可供评价的文章也很少,这些诸多因素的存在影响了对中医文献的评价。因此,要借鉴循证医学方法,构建中医疗效评价体系,尚有很多问题需要解决。

二、构建中医疗效评价的主体设想

(一)古今中医疗效评价的特点比较

我们通过从六大类中医古代文献,即医经类、伤寒金匮类、病源诊法类、方书类、临床各科类、医案类文献中选取9部具有代表性的医学著作进行理论分析,得出古代中医评价疗效的方法主要有以下几个方面:第一,根据治疗前后证候的对比评价疗效;第二,根据患者治疗前后体征的变化情况判断疗效;第三,根据汗液、大小便、呕吐物、分泌物等的变化情况判断疗效;第四,根据治疗时间、疗程判断疗效;第五,运用阴阳五行、运气学说判断疗效;第六,根据患者的预后判断疗效。古代中医疗效评价的特点如下:第一,古代中医疗效评价体现了中医辨证论治的特点;第二,以患者为评价重点,医生与患者评价相结合;第三,重视疗效的综合影响因素;第四,古代中医疗效评价中包含了生存质量的内容。同时,通过对现代期刊类中医文献中关于疗效评价的内容进行分析,得出现代中医疗效评价的内容及方法主要有以下两个方面:第一,针对具体的某一疾病进行特殊的、有针对性的疗效评价体系探讨;第二,将现代循证医学的思路和方法引入中医疗效评价。现代中医疗效评价的特点如下:第一,传统中医临床疗效评价方法和指标的沿用;第二,完全利用西医指标与方法评价中医临床疗效;第三,生存质量测评的应用;第四,借鉴循证医学对中医药的评价。

通过以上分析,我们可以归纳出古代中医与现代中医关于疗效评价特点的异同点。

相同点:第一,古代中医与现代中医对疗效的评价都体现了中医整体观和辨证论治的特点;第二,现代中医关于疗效评价的方法依然贯穿传统中医临床疗效评价的方法与指标,例如,两者都非常重视患者治疗前后脉象、舌象、神志的变化,以及患者的汗液、大小便、呕吐物、分泌物等的变化情况;第三,古代中医与现代中医都重视根据治疗前后的证候对比评价疗效;第四,不论是古代中医疗效评价,还是现代中医疗效评价,都包含了生存质量的内容。

不同点:第一,古代中医疗效评价运用阴阳五行、运气学说判断疗效,这些内容在现代疗效评价体系中已经很少见到;第二,现代中医疗效评价时会经常利用西医指标与方法评价中医临床疗效,例如,现代西医学中经常使用的痊愈率、好转率、病死率、致残率等指标会被引用到中医疗效评价中;第三,虽然古代中医疗效评价体系中包含了生存质量的内容,但与现代中医所提及的生存质量测评方法有着本质的差别,现代中医所用的生存质量测评方法大多是简单引用西医学生存质量量表进行测评;第四,现代中医疗效评价体系中会借鉴循证医学的内容对中医药疗效进行评价,循证医学是近些年才发展起来的一门新的医学研究领域,所以将循证医学的方法引入中医药领域也是一个新的尝试。

(二)中西医疗效评价的特点比较

1.西医疗效评价的方法学探讨

(1)临床疗效评价设计的原则

临床疗效评价设计应遵循以下原则:①有明确的研究目的和检验假说;②根据临床重要性、实用性和可行性,确定疗效考核指标及具有临床意义的最小疗效;③明确规定研究对象的条件(入选标准和排除标准);④正确设立对照组和进行随机化分组;⑤计算出需要研究的病例数(计算样本大小);⑥制订出治疗方案(所采用的干预措施、步骤和时间,中止治疗的原则);⑦采用盲法原则;⑧选用正确的统计分析方法;⑨对结果做出正确的解释。

(2)临床疗效评价设计的内容

1)临床疗效评价基本设计方案的选择

临床疗效评价的基本设计方案是临床试验。临床试验是一种以患者为研究对象,对比观察某种干预措施效应的前瞻性研究和实验性研究方法,在人体通过比较实验组和对照组的结果从而确定某干预措施的效果和价值。按照对照设立方法,可以分为随机同期对照研究(RCCT)、非随机同期对照研究(NRCCT)、自身前后对照研究(BAT)、交叉对照研究(COD)等,但随机同期对照研究(RCCT)是最为常用的方法,试验效率也比较高。

2)疗效考核指标的确定

临床治疗的目的是改善患者的健康状况或疾病状态。在对任何一种临床疗效评价的研究过程中,必须有明确的指标来衡量其健康状况或疾病状态。对疗效评定指标的选择确定,首先要考虑其临床重要性;其次是具有明确的标准,能够使评价者客观地、准确易行地判断疗效。

根据不同的治疗目的,症状、体征、缓解、复发、病残、死亡、实验室检查结果等都可以作为临床试验结果评定的指标。其中实验室检查指标易于标准化,可进行良好的质量控制,但要注意实验室指标的提高是否真正代表了研究对象的疗效程度。死亡和病残是研究对象疗效的硬指标,其临床意义也很重要,但无法作为良性疾病的疗效指标,同时受到其他死亡原因的影响。

患者是否从药物治疗中获益,除了死亡和严重并发症这样一些硬指标外,临床症状和体征是否得到改善也十分重要。近年来,在一些慢性病(如糖尿病、肿瘤等)的药物疗效评定中,已采用生存质量标准为疗效考核的重要指标,生存质量考核指标也逐渐得到重视。

3)研究对象的来源和入选

在临床试验开始时,应根据试验研究的目的来确定研究对象。首先要确定病例的来源,例如,来自哪一个市、县、地区,哪一级医院,是门诊患者还是住院患者。如果是研究某一疾病治疗药物的效果,则对该疾病的诊断依据或标准、病情程度或病情长短都要有明确的规定,在此基础上,根据研究的要求制定出研究对象的纳入标准和排除标准。在排除标准中,应特别列出不宜试用该药的情况,以及对该类药物过敏和其他不宜参加这项研究的情况(如患有精神疾病依从性差的患者)。

(3)临床疗效评价研究设计的要素

1)对照组的设立

临床疗效评价的目的是考核临床试验中某种治疗措施的特异性治疗作用。而要达到这一考核目标,最好的方法就是在治疗组之外,单独设立一个同样受到试验者关注的对照组,给予安慰剂,最后将两者的结果进行比较,得出结论。

根据研究的目的、要求和疾病特点的不同,对照组可有不同的内容和设立方法。①根据对照组患者所接受治疗内容的不同,可以分为空白对照、安慰剂对照和标准对照。②根据临床疗效考核的要求和所研究疾病的特点,对照组可有不同的设置方式:根据对照组和治疗组的时间关系,可以分为同期进行的平行对照研究、自身前后对照研究和交叉对照研究;根据对照组来源的不同,又有以文献资料为对照的疗效评价、以不同地区或医院病例为对照的疗效评价和以既往曾经治疗的病例为对照的历史性对照研究。在平行对照试验和交叉对照试验中,根据研究对象的分组方法,又可分为随机分组和非随机分组的对照试验。其中最常用的和最可靠的是随机分组的平行对照试验。

2)随机化分组

随机化分组,就是将所有的研究对象随机分配到治疗组和对照组,不受试验者主观意志或客观条件的影响,使每一对象都有同等机会被分配到各组。其结果是使各种预后因素(包括已知的和未知的)均匀地分布于各研究组,从而达到各组均衡可比的目的。

随机化分组的方法有多种,但真正的随机化应符合以下原则:①医生和患者不能事先知道或决定患者将被分配到哪一组接受治疗;②医生和患者都不能从上一个患者已经进入的组别推测出下一位患者将被分配到哪一组。

随机化分组可以分为简单随机化、区组随机化、分层随机化。

3)盲法

在临床试验执行过程中,如果受试者知道自己接受某种治疗措施或治疗分组,则可能刻意以一种系统的方式改变他们的行为,导致偏倚的产生。减少这种偏倚的方法之一就是盲法。临床试验可以在4个水平上设盲。首先,负责的研究者不应该知道下一个研究对象(患者)将被分到哪一组。其次,患者应当不知道他们所接受的是哪一组治疗。这样,患者不会因为他们知道了自己的治疗组别,或是对所接受的治疗丧失信心,或是过多报告症状的改善。第三,负责治疗患者的医生也不应该知道每一位患者所接受治疗的内容,避免可能产生的对不同组患者的不同处理。最后,负责结果评定的研究员不知道患者的分组内容,则其所做的结果测定会较少受到影响。

遵循盲法原则的临床试验有以下3种情况:第一,非盲(开放的)临床试验。患者、临床医生和研究者都知道患者接受治疗的具体内容。第二,单盲临床试验。只是研究对象即患者被盲。第三,双盲临床试验。考核疗效的临床医生和受试的患者都不知道分组情况,可以大大减少观察性偏倚。

2.中西医疗效评价的特点比较

中医疗效评价的方法主要是指现代中医关于疗效评价的方法及特点,现代中医疗效评价的特点如下:第一,传统中医临床疗效评价方法和指标的沿用;第二,完全利用西医指标与方法评价中医临床疗效;第三,生存质量测评的应用;第四,借鉴循证医学对中医药的评价。

西医学对临床疗效评价是临床流行病学的重要内容之一。评价的内容既包括药物、手术的疗效,也包括许多预防措施的作用。临床疗效评价研究设计最重要的内容是对照组的设立、随机化分组、盲法等基本要素。根据不同的治疗目的,实验室检查结果、症状、体征、病残、死亡、缓解、复发等都可以作为临床试验结果评定的指标。

通过以上分析,我们可以归纳出现代中医与现代西医关于疗效评价特点的异同点所在。

相同点:第一,现代中医在对某一疾病进行临床疗效评价时,往往也会采取西医疗效评价设计的三大原则,即对照组的设立、随机化分组和盲法的原则,而且是现代中医进行临床研究惯用的原则;第二,现代中医疗效评价时会经常利用西医指标与方法评价中医临床疗效,例如,现代西医学中经常使用的痊愈率、好转率、复发率、病死率、致残率等指标会被引用到中医疗效评价中;第三,生存质量测评的方法是现代中医疗效评价与西医学疗效评价的都常用方法;第四,两者都借鉴循证医学的方法进行临床疗效评价。

不同点:第一,现代中医关于疗效评价的方法依然贯穿传统中医临床疗效评价的方法与指标,例如,重视患者治疗前后脉象、舌象、神志的变化,以及患者的汗液、大小便、呕吐物、分泌物等的变化情况;第二,现代中医重视根据治疗前后的证候对比评价疗效,而这一点是西医疗效评价根本没有的内容;第三,在使用生存质量测评进行疗效评价时,西医已经有很多非常成熟的、国际通用的、专门的生存质量量表进行疗效评价,而中医关于生存质量量表的设计、使用还处于初级阶段,还存在许多不足、有待改进的方面;第四,在借鉴循证医学进行疗效评价时,西医学的方法也是非常成熟的,循证医学的证据大多来源于随机对照试验或随机对照试验Meta分析结果,这些证据是西医学进行疗效评价时必须遵循的原则。而中医方面,由于中医临床研究整体水平低下,难以为系统评价提供高质量的原始数据,同时,中医文献中疗效评价的方法学描述欠清楚,临床试验设计还很不规范,能严格按照随机、对照、双盲的原则进行临床研究的可供评价的文章也很少。因此,应用临床流行病学、循证医学方法构建于中医临床疗效评价体系尚有很多问题需要解决。

总而言之,西医疗效评价主要侧重于方法学,告诉大家西医的疗效评价应该怎样去做;而现代中医疗效评价一方面在摸索适合中医特色疗效评价的方法学这一点也是中医疗效评价最欠缺的地方;另一方面还保留着传统中医临床疗效评价的方法与指标,重视根据治疗前后的证候对比评价疗效。

中医药学是具有比较系统的理论体系和独特诊疗方法体系的,深受中国传统文化和中国古代哲学影响的一种东方医学。中医学在治疗上强调辨证论治,着重于患者自身的主观感受和生活质量的改善与提高,在数千年的医疗活动中,医家朴素地根据患者的主观症状和一些体征来判定疾病的向愈与否,而这些经验在当时的历史条件下往往被视为疗效判定的重要部分。但中医学到目前为止尚未建立起符合自身规律的临床疗效评价方法和标准。现行的中医临床疗效评价方法,多自觉或不自觉地照搬西医生物学模式下的疗效评价方法和标准,现实证明这条路是行不通的。那么,造成中医学疗效评价体系形成不能完全借鉴西医学评价方法的原因有以下几个方面。

(1)中西医学在指导思想、文化背景和基础理论等方面均存在着差异

中西医学从基础理论到医疗实践中的技术方法都存在着很大的差异,首先我们

来看一下中西医在基础理论方面所存在的差异。中西医是有着两种不同性质基础理论的医学体系,西医的基础理论是从实验室中获取的,中医基础理论来源于临床实践,再对实践经验进行推理;西医学是多门自然科学综合的结果,中医则是对临床实践经验在文化哲学层面上概括形成的结论。

古代的中国和西方国家在哲学思想、社会文化诸多方面有着自己鲜明的个性特点,并且可以说,有着原则性的差异,中医和西医在各自的思想文化母体中孕育并发展壮大,形成了不同的学术思想和思维方式,这就是造成中西医学术差异的思想基础和内在根源。

中医学受到中国传统文化和古代哲学思想的深刻影响,例如,中国古代唯物论和辩证法——精气、阴阳、五行学说对医学影响深远,中国传统文化中道家思想、儒家思想等对医学的影响亦十分深远。这些思想注重整体性、事物之间的相互作用、事物内部矛盾,形成朴素系统论思维,中医吸收了中国传统文化中的思想并将其贯彻到医学研究和理论中,形成了中医学的基本观点(例如,中医的整体观、阴阳五行学说等)。欧洲传统的唯物主义哲学,特别是原子论和元素论,对医学影响深远,这种思想注重粒子、实体、组合、事物的可分解性、事物的外部作用,它在近代以来的复兴和发展中形成了机械论观点和还原论思维,这种观点和思维方式首先形成于近代自然科学中,进而被医学所运用,成为西医学主导性的学术思想和思维方式。

中西医学是有着两种不同学术思想和思维方式的医学体系,它们来源于两种不同的思想文化母体,同时也决定了中西医学有着两种不同性质的基础理论。这是中西医学术差异的思想基础和方法论根源,正是这种差异性的存在造成了中医学疗效评价体系形成不能完全借鉴西医学的评价方法。

(2)中西医学在其科学技术影响方面存在着差异

为了解决理论与实践的矛盾,医学不仅需要恰当的观点和方法,而且需要从科学技术那里寻找有关的科学知识和技术手段,由此转化、构成医学的科学技术内涵。中医和西医在不同的历史条件下分别吸收和运用了不同的科学技术成果,造成了中西医在科学技术内涵上的差异。

在16世纪以前,无论是东方还是西方,科学技术的发展水平都不高,还没有从自然哲学的母体中分化出来,为医学解答学术疑难问题所提供的知识和手段很有限。但在16世纪以后,西方率先发生了一系列科学技术革命,建立起近代和现代科学技术革命,并且成功地将其成果运用于社会的各项事业中,物理学、化学、生物学等学科的相关知识和技术被直接吸收与运用于西医学中,逐步用科学技术将其武装起来。例如,17世纪荷兰人首次发明了显微镜,19世纪后X线被用于临床诊断,乙醚、氯仿等麻醉药被运用于外科手术中。

在西方如火如荼地进行科学技术革命时,中国却没有进行科学技术革命的氛围。中医学的发展过程中,所吸收和运用的仍然主要是中国古代的自然哲学和有限的科学技术成果,中医学没有条件和可能走上像西医学那样直接运用近现代科学技术革命成果解答医学疑难问题的发展道路,因而,中医学科学技术内涵基本上仍然保留着古代阶段的特征。西医学发展到现今,已经有着非常先进的科学技术手段,就西医学疗效评价而言,已经存在着非常成熟的疗效评价方法,而中医学疗效评价却处于初级阶段,没有一套成熟的评价方法与体系。正是由于与西医学相比,中医学在吸收现代科学技术先进成果方面存在着很大的差距,导致了目前中医疗效评价的尴尬境地。

(3)西医病与中医证之间存在的差异

中医与西医是两种不同的医学理论体系,都是研究和反映人类生命现象和疾病过程的系统的、理论化的知识体系。西医使用"还原论"原理,偏重于从微观和结构的角度去研究和认识人体生命现象的本质和疾病过程的变化规律;中医则使用"系统论"原理,受古代哲学原理和古代朴素的辩证法思想的影响,偏重于从整体和功能的角度研究和揭示人类疾病过程的变化规律。

西医学所研究的内容包括疾病的特定病因、致病信息在细胞间和细胞内的传递、发病学机制、病理变化、临床表现、诊断和治疗等,所研究的每一个环节和层次都可以用有形的实体结构和物质基础来体现,是对人体整体发病学过程的研究和认识。中医学理论认为,证的概念则是对疾病全过程中某一阶段的病位、病因、病性和病势等所做的病理概括,它以相应的证、舌、脉、形、色、神表现出来,是对疾病某一阶段本质的概括,为辩证论治提供依据。从疾病的整体发病学过程来看,证只是代表了人类疾病的整体发病学过程的一部分。中医的证是疾病在演变过程中各种病理因素在体质、自然环境、社会心理等因素和多种矛盾综合作用于机体的整体反应,是诊察和思辨所得。

综上,由于历史时代、经济政治、思想文化、科学技术、西医病与中医证这几个方面的差异,导致了中西医学的差异,正是因为这些差异的存在,才导致了中医学疗效评价的方法和标准不能完全借鉴西医学评价方法,需要建立符合中医自身规律且为国内外同行认知和接受的临床疗效评价的方法和标准。

(三)构建现代中医疗效评价的主体设想

随着医学模式由单纯生物医学模式向生物-心理-社会医学模式的转变,以及疾病谱由传染病向慢性病的转变,祖国传统中医药以调节机体的平衡而日益显现出其优越性。生存质量已经逐渐成为现代医学评估临床疗效和疾病预后的重要指标。而祖国传统中医药尚缺乏科学、客观的疗效评价方法,其临床疗效亦未得到国际上的广泛认同。将生存质量测评的方法引入中医药领域,研制具有中医特色的生存质量量表,为中医药的临床疗效提供科学的、客观的评价指标,是评价中医药临床疗效方法研究的主要方向。

1.生存质量的研究概况

(1)生存质量研究的基本内容

生存质量一词的英文是 quality of life(QOL),也将其翻译为生命质量或生活质量等。生存质量的研究起源于20世纪30年代的美国,作为一个专门的概念,最早出现于社会领域。在医学领域研究生存质量时,把生存质量理论与医学实践结合起来,就形成了健康相关生存质量(health-related quality of life,HRQOL或HRQL)。

1947年,世界卫生组织(WHO)提出了健康的定义,即健康是指一种身体上、精神上及社会功能上的完好(well-being)状态,而不仅仅指没有疾病或虚弱。在这种新的健康理念的推动下,生物-心理-社会医学模式被提出,并且被广泛接受。医学模式发生了转变,以患者为中心的服务模式要求努力延长人们的健康寿命,显然传统的单纯生物学指标已经无法适应全面评价患者健康状态的要求,健康与生存质量的测量与评价工作便成为一种急迫的需要。20世纪70年代有许多普适性量表涌现出来,80年代专门为特定疾病、特定人群而设计的生存质量量表层出不穷。目前,QOL测定已应用于以下多个方面:①心脑血管疾病、癌症、老年及其他慢性疾病患者临床试验的疗效评价;②临床治疗方案的评价与选择;③人群和患者的健康状况评定与动态监测;④预防保健措施的效果评价;⑤新药及其不良反应的评价;⑥指导卫生服务的管理,卫生资源的分配、卫生决策的制定。由此可见,随着生存质量测定方法的改进和完善,它在临床医学、康复医学、老年医学、预防及其卫生事业管理等领域都会有更深入和广泛的作用。

(2)生存质量研究的特点及方法

生存质量测量评价方法是一种新的健康测量和评价技术,具有以下特点:①生存质量具有多维性。它不但包括躯体和心理健康、社会适应能力,还包括其他赖以生存的各种环境因素所造成的影响,如经济情况、工作情况、家庭关系等。②生存质量以主观体验为主,测量内容多为主观评价指标。主观指标能提供客观指标无法测量的重要临床信息,如疼痛、情绪、满意度、对自己健康状况的认识等。③生存质量的内涵、测量和评价具有明显的文化依赖性。④生存质量更关注疾病造成的结果。生存质量强调对疾病造成的躯体功能、心理状态的改变及社会适应能力等方面的结果进行评价,是提高卫生服务质量以满足人民需求的必然结果。

关于生存质量的研究主要是采取量表评定的方法,健康相关生存质量量表的分类如下。①按照量表的功能与应用目的划分:判别量表、评定量表、预测量表;②按照使用对象划分:通用的(普适性)测量量表、疾病专表、领域专用量表;③按照评定者划分:自评量表、他评量表;④按照评分的量表尺度类别划分:线性评定量表、等级描述评定量表、检核式量表。

(3)生存质量与中医学的内在关系

首先,中医学迄今已有数千年的历史,是中国古人在几千年的临床实践中不断积累经验教训而发展起来的,为中华民族的繁衍昌盛做出了不可磨灭的贡献。中医学十分重视从患者外在的、宏观的表现,从整体上把握患者的情况进行辨证治疗。也就是说,中医治疗疾病的出发点和根本目的都是患者的症状等外在宏观表现,即与人的生存质量密切相关,生存质量非常关注患者自身的感受与表现;其次,中医是一门系统复杂的科学,强调整体观,如中医学的"天人相应"观点,认为人与自然环境和社会环境具有统一性,在治疗时考虑自然界、社会环境等对患者的影响,将天和人的自然性、社会性融合在一起,这与目前现代医学的生物-心理-社会医学模式极为相似;第三,中医学讲求辨证论治,综合考虑了患者疾病的所有资料以确立证候,从多角度对人体整体功能状态进行调节,这样在治疗现代社会病因复杂的慢性身心疾病时便具有了较大的优势,而且在临床上亦取得了满意的疗效;第四,中医在最后治疗阶段,多采用中药复方对疾病进行治疗。由于中药复方具有多途径、多方位、多靶点等特点,着重全方位调节,与现代西药作用机制不同,因此也必须寻求新的疗效评价体系去对中医药的疗效做一个客观评价。而生存质量测评恰恰顺应了中医学的这一特征,重视患者的主观感受、主观体验和生活质量的提高与改善,实际上,中医学治疗疾病的过程也是一个动态调整患者生存质量的过程,所以生存质量测评可以很好地反映中医学自身的特点。

2.中医生存质量的研究思路

(1)构建中医生存质量量表的可行性

中医针对某些慢性疾病或疑难疾病,从人体生理、心理各种功能状态进行调节与改善,提高患者的生存质量方面是优于西医学的。在临床研究中,"诊断–治疗–评价"应该是三位一体,三者均十分重要,而目前中医界临床疗效判定尚主要着眼于实验室指标和症状改善等方面,借鉴痊愈、显效、有效、无效、恶化等不同等级的模糊概念来判断疾病的痊愈与否,极少采用功能和生存质量层次的指标,这使得中医学"整体观念""辨证论治"等种种学说和观点难以全面体现。生存质量的内涵主要包括:生存质量具有多维性,主要包括生理功能、心理功能、社会功能及精神健康等方面;生存质量注重主观感觉,通过主观感觉的测量,获得如疼痛、情绪、满意度等信息;生存质量既评价健康的负面状况,也从正面反映健康。生存质量的内涵决定了这种生存质量测评方法与中医学有着统一性,生存质量评测方法是从宏观层次和整体水平上评价健康,这与中医学关于人体生命活动规律和健康的整体观十分类同,为中医学应用现代有关生存质量评测的研究成果奠定了基础。

目前,中医药在生存质量评价方面存在的问题是:①所采用的评价工具即量表(问卷),多直接采用国外生存质量问卷,或经过国内专家改进的普适性量表;②现在极为缺乏中医自己制定的具有中医特色的生存质量量表,中医、西医对疾病和健康的考察及认识方法不同,采用西医生存质量评价量表来直接评价中医药的疗效未必可行;③甚至不使用任何评价量表,单凭实验室指标和临床症状的改善,即判断其生存质量的提高,这显然是不科学的。

所以,我们有必要根据中医自身的理论特点和临床优势,在遵循一般量表制定原则的基础上,采用现代生存质量量表制定方法来制定有中医特色的、可应用于中医药疗效评价的生存质量量表,即量表的制定要中医化。中医重视"整体观念",其诊疗疾病的根本目的是从整体上对机体状态进行调整,而解除患者的痛苦与不适,提高患者的生存质量,恢复健康。中医诊察和治疗疾病的方法丰富多彩,诊治疾病过程中非常注意患者的主观感受(生存质量)即患者的各种痛苦和不适,注重考察自然、社会对人体的影响,这便是中医"天人相应""整体观念"重要含义之一。它与现代生存质量采用多维评价(从生理、心理、社会等多个方面)、患者填表来评价自己主观感受的方法相比较,内涵极为相似。有着几千年历史积淀的中医学,展开自己宽广的胸怀,不断吸收现代科学技术的先进成果,定能建立起符合中医自身特色的疗效评价体系。

(2)构建中医生存质量量表的基本框架

建立中医生存质量量表的最终目的是为临床提供指导。由于中医药的理法方药本身就是不可随意分割的整体,因此,中医生存质量量表的内容也需要兼顾这种作用的延展性,这就使得中医生存质量量表不仅要具备现代生存质量量表那样较强的实用工具性,同时还要求具备超越一般量表的工具性,达到较强的临床指导性。第一,中医生存质量量表的制定应该体现出某种专科疾病自身独有的特点,例如,以帕金森病为例,量表中就应该包含帕金森病本身的临床特点,如手或腿的震颤、抖动对日常生活的影响;第二,量表中应该包括患者自身主观症状与客观症状两个方面,中医临床信息的采集通过医生望、闻、问、切四诊而获得,患者的主观症状与客观症状同等重要,是量表中的重要内容也是构成中医证候学的重要内容;第三,量表内容应该包括疾病对心理、精神的影响,这一点主要体现了中医学病因中情志对人体的影响,如疾病对睡眠的影响、对心情的影响等;第四,量表内容应该包括疾病对社会关系的影响,这体现了中医学整体观念的思想,即社会因素对人体的影响,如疾病对人际关系的影响;第五,量表内容应该包括环境因素对人体疾病的影响,这体现了中医学整体观念的思想,即外界环境对人体的影响,例如气候变化对疾病的影响。

要建立一个中医生存质量量表,首先量表的内容要有自己的特点:某种专科疾病自身独有的特点,要体现中医证候的内容,要体现中医自身的特点;其次,作为临床指导性很强的实用工具,量表必须具备很强的可行性、可操作性和易评价性。

(3)构建中医生存质量量表的注意事项

1)生存质量量表是一个受特定的文化背景、民族特性、价值观念紧密关联的患者自我感觉测量工具,其评定方法与传统的临床结局指标评价有着很大的不同,因此,国外引进的量表在国内使用时要经过适当的修改,并且应经过信度、效度、反应度等多方面的心理学检验后方能使用。而国内目前对生存质量量表的研究还太少,符合中医特色的生存质量量表就更少,所以研制符合我国文化背景中医量表更需要经过严格的效度、信度、结构度的检验,不能简单地拿来就用。

2)在对患者进行具体生存质量评价的过程中,生存质量评价与传统的临床试验评价指标(侧重于生理方面)有着许多不同的地方,有患者自己填的、有医生填的、有询问家属等知情人填的,对量表的填写就具有较强的主观性,所以一个量表在临床应用时,应该根据该量表的使用方法,对填表的一致性进行检验,最好有专门的经过培训的人员填写量表,以保证量表良好的一致性和依从性。

3)关于生存质量评价时运用统计学方法的问题,在临床研究结束时,最终要使用统计学方法对研究结果进行统计分析,以解释运用生存质量测评的方法是否具备合理性、可信性。一般的生存质量量表由多维度、多条目组成,甚至有些量表由多个分量表组成,如何解释每个维度的得分与总分的关系、总分没有差异时各维度的差异是否存在、各个分量表之间的关系等,均需要我们有扎实的统计学知识才能给予合理的解释。

中医学有着厚重的历史积淀,同时又背着沉重的历史负担。要突破传统思维的束缚,把有益于评价中医药疗效的新技术、新理论、新方法都吸收进来,发展创新思维,使中医药疗效评价体系得以建立起来。将生存质量测评方法引入中医药临床疗效评价的领域,研制具有中医特色的生存质量量表,为中医药的临床疗效提供科学的、客观的评价指标,将是近些年评价中医药临床疗效方法研究的主要努力方向。

(4)构建帕金森病中医生存质量量表的示范模板

统一帕金森病评定量表(UPDRS)与帕金森病中医生存质量量表。这两个量表都是关于生存质量测评的量表。UPDRS是一个国际通用的专门评价帕金森病患者生存质量的量表,是一个目前临床医生最为常用的帕金森病专业量表。UPDRS可以对患者的运动、日常生活能力、病程发展程度、治疗后的状态、治疗后的副作用和并发症等方面做出客观的评价,通过精神、行为和情绪,日常生活,运动功能检查,药物治疗的并发症4项进行评分,总分为199分,分值越高,症状越重。帕金森病中医生存质量量表是由广州中医药大学吴薇于2005年发表硕士论文《帕金森病中医生存质量量表的初步建立》中所提供的量表。本量表包括生理功能、心理功能、社会关系、环境影响4个纬度,共25个条目,总分为100分,分值越高,症状越重。这个专门关于帕金森病的中医生存质量量表是对中医药临床疗效评价体系的建立所做的有益尝试。现将这两个生存质量量表做一个简单的比较。

相同点:第一,这两个量表都注重对患者运动功能的评价。例如,在两个量表中,都对患者的步态、动作缓慢、手或腿震颤的程度进行了评价。第二,这两个量表都注意对患者精神、情绪、心理的评价。例如,在两个量表中都注意对患者的智力、思维等方面进行评价。第三,这两个量表都注意对患者的日常活动进行评价。例如,都注重对患者饮食、语言、书写等方面进行评价。

不同点:第一,UPDRS量表毕竟是西医学关于生存质量测评的量表,所以量表中包含的内容大多是以西医学指标去评价的。例如,对手指捏合度、静止性震颤的幅度、病残度、并发症等评价,都是西医学的指标。第二,帕金森病中医生存质量量表更加突出了中医的特色,突出了对中医证候的关注,体现了整体观念这一中医学的特色所在,注重考察自然、社会对人体的影响,这便是中医"天人相应""整体观念"的重要含义之一。例如,询问患者气候变化对患者病情的影响。第三,帕金森病中医生存质量量表中包含了一些传统古代中医对疗效评价所注重的内容,即对患者的汗液、大小便等变化情况进行评价。例如,量表中注重对饮食、二便、睡眠进行评价。第四,帕金森病中医生存质量量表注重疾病本身对患者社会关系造成的影响,注重环境因素对帕金森病患者的影响,注重对患者主观感受的评价(即,询问患者语言不流利或吐字困难影响与他人交流吗?询问患者容易心烦吗?询问患者容易发怒吗?询问患者容易疲倦吗?等等)。所以,中医生存质量量表反映患者的生理、心理功能、精神状态、社会关系、经济与社会环境条件,它与现代生存质量采用多维评价(从生理、心理、社会等多个方面)、患者填表来评价自己主观感受的方法相比较,内涵极为相似。

第二节　基于帕金森病探讨中医疗效评价体系研究

帕金森病是一种以静止性震颤、肌强直、动作迟缓和姿势反射异常为特征的神经系统进行性变性疾病。其主要病理改变为脑内黑质细胞变性、坏死,导致多巴胺(DA)递质生成、代谢异常,造成多巴胺能系统和胆碱能系统为主的多种神经递质失衡,从而引起一系列临床症状。本病的患病率在整体人群中约为0.1%,在65岁以上人群中达1%~2%。随着人口老龄化的加剧,帕金森病的发病率、致残率均有上升的趋势,我国现有100多万帕金森病患者,在疾病进展的过程中,有相当部分患者失去工作和日常生活能力,甚至严重残疾。

一、研究目的

通过益气活血方治疗帕金森病的疗效观察,研究使用帕金森病中医生存质量量表与UPDRS两个量表判定疗效的异同,进一步论证帕金森病生存质量量表的可行性。

二、研究资料与方法

1.研究对象

入选病例均为2010年4月—2011年1月收治山西中医学院附属医院神经内科、山西省中医院神经内科、山西省中西医结合医院神经内科、山西医科大学第一附属医院神经内科、晋中市第一人民医院神经内科的帕金森病患者,包括住院患者和门诊患者两部分。

2.诊断标准

（1）**中医诊断**

参照中华全国中医学会提出的《中医老年颤证诊断和疗效评定标准》，全部病例均诊断为老年颤证。

（2）**西医诊断**

参照全国锥体外系疾病讨论会《帕金森病及帕金森综合征的诊断标准及鉴别诊断标准》，全部病例均诊断为帕金森病。

3.纳入标准

参照1984年9月全国锥体外系疾病讨论会《帕金森病及帕金森综合征的诊断标准及鉴别诊断标准》，制定如下标准：

（1）具备帕金森病典型症状和体征中的两项（静止性震颤、少动、僵直、位置性反射障碍）。

（2）无明显发病诱因。

（3）改良Hoehn & Yahr分级为1.5～4级者。

（4）结合辅助检查排除其他疑似诊断疾病。

（5）签署知情同意书，患者自愿参加。

4.排除标准

（1）改良Hoehn & Yahr分级大于4级者。

（2）伴随其他严重中枢神经系统疾病者（如肝豆状核变性、肝性脑病、小脑疾患、脑多发性硬化等）。

（3）有严重心、肺、肾、血液、内分泌疾病或多脏器衰竭者。

（4）精神病患者。

（5）滥用药物史或酗酒史者。

（6）严重不良反应者。

（7）未能获取知情同意书或不能遵守试验要求者。

5.治疗方法

（1）**分组方法**

选择2010年4月—2011年1月5家医院门诊和住院的帕金森病患者39例，纳入30例，均对治疗方案知情同意。本研究为随机对照的临床试验研究，实验组与对照组比例设定为1∶1，借助随机数字表法产生随机化方案，确定患者的用药分配。治疗组和对照组，疗程3个月。治疗组药物为中药益气活血方（药物组成：黄芪、当归、赤芍、白芍、川芎、炒白术、山药、天麻、钩藤、葛根、杜仲、桑寄生、胆南星、甘草），对照组药物为多巴丝肼片（商品名：美多芭）。

（2）治疗药物及服用方法

本研究由临床医生进行临床辨证和开具中药处方，中药汤剂益气活血方，每剂250mL，水煎服，每日2次，服药期间不得长期服用与本病治疗有关的其他药物，疗程为3个月。西药治疗采用多巴丝肼片125mg，每日3次。

在益气活血剂治疗过程中，可根据患者的辨证情况，在益气活血剂的基础上略做增减。以下加减法供参考：若血虚者，加阿胶；舌质紫暗、面色晦暗等血瘀者，加红花、桃仁、赤芍；肢体拘急明显者，加木瓜；肢体僵硬明显者，加蜈蚣、鸡血藤；震颤明显者，加地龙、全蝎；便秘、口干、多汗等内热症状明显者，加知母、黄柏、石斛；脘闷纳呆者，加陈皮、谷芽、麦芽。每位患者的处方在益气活血剂基础上加味，益气活血剂的君臣药不可减去。

（3）疗程及观察方法

两组患者的疗程均定为3个月，于治疗前、疗程1个月和疗程结束后分别进行3次UPDRS评分检测与中医生存质量量表检测，以观察治疗前后分值变化并客观评定疗效。

（4）疗效评定方法

UPDRS量表评定：通过从精神、行为和情志、日常生活、运动功能检查、药物治疗的并发症4项评分，总分为199分，分值越高，症状越重。

帕金森病中医生存质量量表评定：本量表从生理功能、心理功能、社会关系、环境影响4个纬度共25个条目进行评分，总分为100分，分值越高，症状越重。

6.统计学方法

资料为计量资料与计数资料两种，计量资料为正态分布资料以均数±标准差（$\bar{x}±s$）表示，非正态资料以中位数（M）表示，计数资料用频数及其构成比表示。组内治疗前后比较用配对t检验或Wilcoxon符号秩检验，组间前后变化值之间比较用成组t检验或Mann-Whitney U检验；计数资料比较用卡方检验。统计分析采用SPSS15.0软件，假设检验以$P<0.05$视为有统计学差异。

三、研究结果

1.治疗组与对照组一般资料分析（表5.2）

39例帕金森病患者中，排除不符合纳入标准者5例，拒绝参与者4例，其他因素为0，最后随机化病例30例，其中治疗组15例，对照组15例。

表5.2　患者分组、年龄及性别构成情况

	例数	年龄			性别	
		最小	最大	平　均	男（%）	女（%）
治疗组	15	45	76	65.533±7.88	7(46.67%)	8(53.33%)
对照组	15	53	83	65.467±9.75	8(53.33%)	7(46.67%)

注：两组间年龄差异无统计学意义，t=0.022，P=0.983>0.05；两组性别构成，因样本数 n=30<40，故使用四格表确切概率法，求得确切概率 P=0.833>0.05，差异无统计学意义。

2.疗效分析

（1）治疗组治疗前后变化

1）治疗组治疗前与1个月后 UPDRS 总评分变化（表5.3）

表5.3　治疗组治疗前与1个月后 UPDRS 总评分情况（$\bar{x}±s$）

治疗组治疗前	治疗组治疗1个月	差值	P值
50.200±13.655	42.800±10.678	7.400±7.744	0.002

注：治疗组在治疗前与治疗1个月后 UPDRS 总评分比较：经配对t检验，t=3.701，P=0.002<0.05，具有统计学意义，治疗前后具有非常显著性的差异。

2）治疗组治疗前与3个月后 UPDRS 总评分变化（表5.4）

表5.4　治疗组治疗前与3个月后 UPDRS 总评分情况（$\bar{x}±s$）

治疗组治疗前	治疗组治疗3个月	差值	P值
50.200±13.655	34.267±9.787	15.933±9.2695	0.000

注：治疗组在治疗前与治疗3个月后 UPDRS 总评分比较：经配对t检验，t=6.657，P=0.000<0.05，具有统计学意义，治疗前后具有非常显著性的差异。

3）治疗组治疗1个月与3个月后 UPDRS 总评分变化（表5.5）

表5.5　治疗组治疗1个月与3个月后 UPDRS 总评分情况（$\bar{x}±s$）

治疗组治疗1个月	治疗组治疗3个月	差值	P值
42.800±10.678	34.267±9.787	8.533±6.512	0.000

注：治疗组在治疗1个月与治疗3个月后 UPDRS 总评分比较：经配对t检验，t=5.075，P=0.000<0.05，具有统计学意义，治疗前后具有非常显著性的差异。

4）治疗组治疗前与1个月后中医生存质量量表总评分变化（表5.6）

表5.6　治疗组治疗前与1个月后中医量表总评分情况（$\bar{x}±s$）

治疗组治疗前	治疗组治疗1个月	差值	P值
53.733±8.379	47.933±6.0055	5.800±6.417	0.004

注：治疗组在治疗前与治疗1个月后中医生存质量量表总评分比较：经配对t检验，t=3.501，P=0.004<0.05，具有统计学意义，治疗前后具有非常显著性的差异。

5)治疗组治疗前与3个月后中医生存质量量表总评分变化(表5.7)

表5.7 治疗组治疗前与3个月后中医量表总评分情况($\bar{x}\pm s$)

治疗组治疗前	治疗组治疗3个月	差值	P值
53.733±8.379	39.867±4.794	13.867±6.034	0.000

注:治疗组在治疗前与治疗3个月后中医生存质量量表总评分比较:经配对t检验,t=8.900,P=0.000<0.05,具有统计学意义,治疗前后具有非常显著性的差异。

6)治疗组治疗1个月与3个月后中医生存质量量表总评分变化(表5.8)

表5.8 治疗组治疗1个月与3个月后中医量表总评分情况($\bar{x}\pm s$)

治疗组治疗1个月	治疗组治疗3个月	差值	P值
47.933±6.0055	39.867±4.794	8.067±4.713	0.000

注:治疗组在治疗前与治疗3个月后中医生存质量量表总评分比较:经配对t检验,t=6.629,P=0.000<0.05,具有统计学意义,治疗前后具有非常显著性的差异。

(2)对照组治疗前后变化

1)对照组治疗前与1个月后UPDRS总评分变化(表5.9)

表5.9 对照组治疗前与1个月后UPDRS总评分情况($\bar{x}\pm s$)

对照组治疗前	对照组治疗1个月	差值	P值
52.200±15.772	42.933±14.013	9.267±12.601	0.013

注:对照组在治疗前与治疗1个月后UPDRS总评分比较:经配对t检验,t=2.848,P=0.013<0.05,具有统计学意义,治疗前后具有非常显著性的差异。

2)对照组治疗前与3个月后UPDRS总评分变化(表5.10)

表5.10 对照组治疗前与3个月后UPDRS总评分情况($\bar{x}\pm s$)

对照组治疗前	对照组治疗3个月	差值	P值
52.200±15.772	42.400±8.733	9.800±13.083	0.012

注:对照组在治疗前与治疗3个月后UPDRS总评分比较:经配对t检验后,t=2.901,P=0.012<0.05,具有统计学意义,治疗前后具有非常显著性的差异。

3)对照组治疗1个月与3个月后UPDRS总评分变化

对照组治疗1个月后与3个月后经检验配对差值d不服从正态分布,在这种情况下就使用Wilcoxon符号秩和检验,得出z=-0.724[a],P=0.469>0.05,不具有统计学意义,故治疗前后没有显著差异性。

4）对照组治疗前与1个月后中医生存质量量表总评分变化（表5.11）

表5.11 对照组治疗前与1个月后中医量表总评分情况（$\bar{x}\pm s$）

对照组治疗前	对照组治疗1个月	差值	P值
54.667±9.774	49.667±7.835	5.000±6.698	0.012

注：对照组在治疗前与治疗一个月后中医生存质量量表总评分比较：经配对t检验，t=2.891，P=0.012<0.05，具有统计学意义，治疗前后具有非常显著性的差异。

5）对照组治疗前与3个月后中医生存质量量表总评分变化（表5.12）

表5.12 对照组治疗前与3个月后中医量表总评分情况（$\bar{x}\pm s$）

对照组治疗前	对照组治疗3个月	差值	P值
54.667±9.774	49.067±4.652	5.600±9.226	0.034

注：对照组在治疗前与治疗3个月后中医生存质量量表总评分比较：经配对t检验，t=2.351，P=0.034<0.05，具有统计学意义，治疗前后具有非常显著性的差异。

6）对照组治疗1个月与3个月后中医生存质量量表总评分变化（表5.13）

表5.13 对照组治疗1个月与3个月后中医量表总评分情况（$\bar{x}\pm s$）

对照组治疗1个月	对照组治疗3个月	差值	P值
49.667±7.835	49.067±4.652	0.200±6.483	0.907

注：对照组在治疗前与治疗3个月后中医生存质量量表总评分比较：经配对t检验，t=0.119，P=0.907>0.05，不具有统计学意义，故治疗前后没有显著性差异。

（3）治疗组与对照组治疗前后变化

1）治疗组与对照组治疗前UPDRS评分比较（表5.14）

表5.14 治疗组与对照组治疗前UPDRS总评分情况（$\bar{x}\pm s$）

治疗组治疗前	对照组治疗前	t值	P值
50.200±13.655	52.200±15.772	0.371	0.713

注：治疗组治疗前与对照组治疗前UPDRS评分比较：经成组t检验后，t=0.371，p=0.713>0.05，不具有统计学意义，故治疗组治疗前与对照组治疗前没有显著性差异。

2）治疗组与对照组治疗1个月后UPDRS评分比较（表5.15）

表5.15 治疗组与对照组治疗1个月后UPDRS总评分情况（M）

治疗组治疗1个月后	对照组治疗1个月后	z值	P值
42.000	35.000	−0.333	0.744

注：治疗组治疗1个月后与对照治疗1个月后UPDRS总评分比较：经检验，两样本不符合正态分布，故采用Mann-Whitney U检验，得出z=−0.333，P=0.744>0.05，不具有统计学意义，故治疗组在治疗1个月后与对照组治疗1个月后UPDRS总评分没有显著性差异。

3）治疗组与对照组治疗3个月后UPDRS评分比较（表5.16）

表5.16　治疗组与对照组治疗3个月后UPDRS总评分情况（M）

治疗组治疗3个月后	对照组治疗3个月后	z值	P值
32.000	39.000	−2.907	0.003

注：治疗组治疗3个月后与对照治疗3个月后UPDRS总评分比较：经检验，两样本不符合正态分布，故采用Mann-Whitney U检验，得出z=−2.907，P=0.003<0.05，具有统计学意义，故认为治疗组在治疗3个月后与对照组治疗3个月后UPDRS总评分有显著性差异。

4）治疗组与对照组治疗前中医生存质量量表评分比较（表5.17）

表5.17　治疗组与对照组治疗前中医量表评分情况（$\bar{x}$±s）

治疗组治疗前	对照组治疗前	t值	P值
53.733±8.379	54.667±9.774	0.281	0.781

注：治疗组治疗前与对照组治疗前中医生存质量量表评分比较：经成组t检验，t=0.281，P=0.781>0.05，不具有统计学意义，故治疗组治疗前与对照组治疗前没有显著性差异。

5）治疗组与对照组治疗1个月后中医生存质量量表评分比较（表5.18）

表5.18　治疗组与对照组治疗1个月后中医量表评分情况（M）

治疗组治疗1个月后	对照组治疗1个月后	z值	P值
42.000	35.000	−0.62	0.967

注：治疗组治疗1个月后与对照组治疗1个月后中医生存质量量表评分比较：经检验，两样本不符合正态分布，故采用Mann-Whitney U检验，得出z=−0.62，P=0.967>0.05，不具有统计学意义，故治疗组在治疗1个月后与对照组治疗1个月后中医生存质量量表评分没有显著性差异。

6）治疗组与对照组治疗3个月后中医生存质量量表评分比较（表5.19）

表5.19　治疗组与对照组治疗3个月后中医量表评分情况（$\bar{x}$±s）

治疗组治疗3个月后	对照组治疗3个月后	t值	P值
49.067±4.652	39.867±4.794	5.334	0.000

注：治疗组治疗前与对照组治疗前中医生存质量量表评分比较：经成组t检验后，t=5.334，P=0.000<0.05，具有统计学意义，故治疗组治疗3个月后与对照组治疗3个月后中医生存质量量表评分有显著性差异。

四、讨论

本论文采用了国际通用的统一帕金森病评定量表与帕金森病中医生存质量量表对30例帕金森病患者做了一个临床疗效比较。通过这一系列的比较，我们可以清楚地看到在使用国际通用的统一帕金森病评定量表评价疗效，得出的结论是：①治疗组在治疗前与1个月后、3个月后UPDRS总评分具有显著性差异,治疗组在治疗1个月与3个月后UPDRS总评分亦具有显著性差异;对照组在治疗前与1个月后、3个月后UPDRS总评分具有显著性差异,对照组在治疗1个月与3个月后UPDRS总评分不具有显著性差异。②治疗组在治疗1个月后与对照组治疗1个月后UPDRS总评分不具有显著性差异,治疗组在治疗3个月后与对照组治疗3个月后UPDRS总评分有显著性差异。

在使用帕金森病中医生存质量量表评价疗效后得出的结论是:①治疗组在治疗前与1个月后、3个月后中医生存质量量表评分具有显著性差异,治疗组在治疗1个月与治疗3个月后中医生存质量量表评分亦具有显著性差异;对照组在治疗前与1个月后、3个月后中医生存质量量表评分具有显著性差异,对照组在治疗1个月与治疗3个月后中医生存质量量表评分不具有显著性差异。②治疗组在治疗1个月后与对照组治疗1个月后中医生存质量量表评分不具有显著性差异,治疗组在治疗3个月后与对照组治疗3个月后中医生存质量量表评分有显著性差异。

从上述统计结果中,我们可以看出使用了国际通用的统一帕金森病评定量表与帕金森病中医生存质量量表对30例帕金森病患者做临床疗效比较得出的结论是一致的。虽然,帕金森病中医生存质量量表还有待于进一步进行效度、信度、内部一致性的考核,但这个专门关于中医生存质量量表的建立毕竟是对我们中医药临床疗效评价体系的建立做了一个有益的尝试,也是将生存质量测评的方法引入到中医药领域,研制具有中医特色的生存质量量表,为中医药的临床疗效提供科学的、客观的评价指标,做出了大胆的探索。

本论文这次采用帕金森病中医生存质量量表作为临床疗效评价的工具亦是为了将生存质量测评的方法引入中医药领域,看一看研制具有中医特色的生存质量量表的可行性。在临床病例观察中,具体运用中医生存质量量表测评的方法对帕金森病患者进行详细的生存质量测评,突出了运用中医生存质量量表对疾病进行测评的可行性和可操作性。在今后的研究中,我们应该以中医理论为指导,探索符合中医自身特色的疗效评价方法,将生存质量测评这样一种测评方法引入中医疗效评价体系。

第六章

帕金森病的中医辨证施治

第一节　帕金森病的中医病因病机

颤证是以头部或肢体摇动、颤抖，不能自制为主要临床表现的一种病证。轻者表现为头摇动或手足微颤，重者可见头部震摇，肢体颤动不止，甚则肢节拘急，失去生活自理能力。又称"振掉""颤振""震颤"。

根据本病的临床表现，西医学中震颤麻痹、肝豆状核变性、小脑病变的姿位性震颤、特发性震颤、甲状腺功能亢进等，凡具有颤证临床特征的锥体外系疾病和某些代谢性疾病，均可参照本篇辨证论治。

一、诊断与鉴别诊断

(一)诊断依据

1.中医诊断

参考《中医内科学》(张伯礼主编，人民卫生出版社，2012年)。

(1)头部及肢体颤抖、摇动，不能自制，甚者颤动不止，四肢强急。

(2)常伴动作笨拙、活动减少、多汗流涎、语言缓慢不清、烦躁不寐、神志呆顿等症状。

(3)多发生于中老年人，一般呈隐性起病，逐渐加重，不能自行缓解。

(4)部分患者发病与情志有关，或继发于脑部病变。

2.西医诊断

参照中华医学会神经病学分会2016年《中国帕金森病的诊断标准(2016版)》。

诊断的首要核心标准是明确帕金森综合征，定义为：出现运动迟缓，并且至少存在静止性震颤或强直这两项主征的一项。对所有核心主征的检查必须按照国际运动障碍学会统一帕金森病评估量表(MDS-UPDRS)中所描述的方法进行。一旦明确诊断为帕金森综合征，按照以下标准进行诊断：

临床确诊帕金森病需要具备：

(1)不符合绝对排除标准。

(2)至少两条支持性标准。

(3)没有警示征象。

诊断为很可能患有帕金森病需要具备：

(1)不符合绝对排除标准。

(2)如果出现警示征象需要通过支持性标准来抵消。

如果出现1条警示征象，必须需要至少1条支持性标准抵消；如果出现2条警示征象，必须需要至少2条支持性标准抵消；如果出现2条以上警示征象，则诊断不能成立。

(二)鉴别诊断

瘛疭即抽搐，多见于急性热病或某些慢性疾病急性发作，抽搐多呈持续性有时伴短阵性间歇，手足屈伸牵引，弛纵交替，部分患者可有发热、两目上视、神昏等症状；颤证是一种慢性疾病过程，以头颈、手足不自主颤动、振摇为主要症状，手足颤抖动作幅度小，频率较快，而无肢体抽搐牵引和发热、神昏等症状，再结合病史分析，两者不难鉴别。

(三)相关检查

(1)颅脑CT、MRI等影像学检查，有助于因脑部疾病引起颤证的诊断。

(2)眼底角膜色素环(K-F环)检查，血、尿铜的测定和肝功能的检查有助于因铜代谢异常性疾病引起颤证的诊断。

(3)检测T3、T4及甲状腺功能，有助于内分泌疾病的诊断。

二、病因病机

颤证病在筋脉，与肝、脾、肾等脏关系密切，常见病因有年老体虚、情志过极、房事不节、饮食所伤、劳逸失当，或久病脏腑受损、气血亏虚、痰瘀内盛。导致气血阴精亏虚，不能濡养筋脉；或痰浊、瘀血壅阻经脉，或热甚动风、扰动筋脉，而致肢体拘急颤动。

(一)病因

久病劳欲：罹患沉疴，久病体弱，脏腑功能失调，气血阴阳不足，或热病伤阴、阴不制阳、阴精亏虚、筋脉失养、虚风内动；或劳欲太过、肝肾阴虚、水不涵木、肝阳亢盛、阳动化风；筋脉失却任持、随风而动。

1.情志过极

情志失调，郁怒忧思太过，脏腑气机失于调畅。郁怒伤肝，肝气郁结，气机不畅，气滞而血瘀，筋脉失养；或肝郁化火生风、风阳暴张、风动痰升、上冲头部、侵扰四肢、窜经入络、扰动筋脉；若思虑太过，则损伤心脾、气血化源不足、筋脉失养；或因脾虚不运，津液失于输布，而聚湿生痰、痰浊流窜经络、扰动筋脉而动风。

2.饮食不节

恣食膏粱厚味、嗜酒成癖，损伤脾胃，食积而聚湿生痰，痰浊阻滞经络而动风；或滋生内热、痰热互结、壅阻经脉而动风；或因饥饱无常、过食生冷，损伤脾胃，气血生化乏源，致使筋脉失养或血虚生风而发为颤证。

3.劳逸失当

行役劳苦，动作不休，使肌肉筋膜损伤疲极；或贪逸少动，使气缓脾滞而气血日减，筋脉失于调畅而不得任持自主，发为颤证。

(二)病机

病位：颤证病在筋脉，与肝、脾、肾等脏关系密切。上述各种原因，导致气血阴精亏虚，不能濡养筋脉；或痰浊、瘀血壅阻经脉，气血运行不畅，筋脉失养；或热甚动风，扰动筋脉，而致肢体拘急颤动。

1.基本病机为肝风内动，筋脉失养

"肝主身之筋膜"，为风木之脏，肝风内动，筋脉不能任持自主，随风而动，牵动肢体及头颈颤抖摇动。其中，又可分为肝阳化风、血虚生风、阴虚风动、瘀血生风、痰热动风等不同病机。肝主疏泄而喜条达，郁怒伤肝则肝气郁结，化火生风，风阳暴张，风动痰升，上冲头部，或侵扰四肢、窜经入络、扰动筋脉；或肝郁日久、气滞血瘀、瘀血阻络，筋脉失养而动风为颤；素体阴虚，或年老久病，或劳欲太过，以致肝肾阴虚、阴不制阳、水不涵木、木失滋荣、虚风内作、扰动筋骨；或热病久羁伤阴、阴液枯涸、筋脉失养、虚风内动；病久阴伤及阳、肾阳不足，不能温煦筋脉，而肢体拘急颤抖；脾胃受损，运化失职，津液不化，停聚为痰湿，痰湿阻滞，经气不得畅行，或痰热互结而化生内风，扰动筋脉；或脾气虚衰生化无权，气血亏虚，筋脉失养而发颤证。

2.病理性质总属本虚标实

气血、阴阳亏虚，肝、脾、肾脏受损为病之本；痰浊、痰热、气滞、瘀血阻滞经脉为病

之标。病久则虚实夹杂、寒热转化不定。标本之间密切联系,风、痰、瘀、火可因虚而生,诸邪又进一步影响阴血对筋脉的濡养。风、痰、瘀、火之间也相互联系,甚至也可以互相转化,如阴虚、气虚可转为阳虚;气滞、痰湿也可化热等。颤证日久可导致气血不足,络脉瘀阻,出现肢体僵硬、动作迟滞乏力现象。

3.病理因素:风、痰、火、瘀等

风:既是病之外在征象,也是一种主要的致病因素和病机,风为内风,其性善动,以阴虚生风为主,也有阳亢风动或痰热化风者,致使肌肉筋脉震颤抖动。

痰:可为禀赋痰湿之体,或因脾虚不能运化水湿而成,痰邪为患,闭阻气机,肌肉筋脉失养,或化热生风致颤。

火:有实火虚火。阴虚生热化火,或有五志过极化火,或外感热毒所致,火热耗灼阴津,肢体筋脉失养,或热极风动而筋脉不宁。

瘀:久病多瘀,常瘀血痰浊并病,阻滞经脉,影响气血运行,筋脉肌肉失养而病。本虚者,以阴精亏虚为主,也有气虚、血虚、阳虚者,虚则肢体筋脉失去濡养、温煦而颤动。

三、辨证论治

(一)辨证要点

1.辨虚实

颤证首先要辨清标本虚实。一般震颤较剧、肢体僵硬、烦躁不宁、胸闷体胖、遇郁怒而发者,多为实证;而病久颤抖无力、缠绵难愈、腰膝酸软、体瘦眩晕、遇烦劳而加重者,多为虚证。辨证气血不足,阴阳虚衰致颤,属本虚;肝阳、血瘀、痰热致颤,多属标实;临证中也见虚实夹杂,或标本虚实各有偏重。病初多以肝阳、痰热震颤表现为著,病久则气血亏虚、肝肾不足表现为多。

2.辨标本

其中风之内动为病之标;脏腑气血功能失调为病之本。肝肾阴虚、气血不足为病之本虚;风、火、痰、瘀等病理因素多为病之标实。然而病久,常标本虚实夹杂,临证需仔细辨别。

(二)治疗原则

1.分虚实

本病的初期阶段,本虚之象并不明显,主要见于风火相煽、痰热壅阻之标实证,治疗当以清热、化痰、息风为主;病程较长,年老体弱,其肝肾亏虚、气血不足等本虚之象逐渐突出,治疗当以滋补肝肾、益气养血、调补阴阳为主,兼顾息风通络。

2.重视补益肝肾

由于本病多发于中老年人,肝肾不足常为颤证发病之本,临证中风、火、痰、瘀多在本虚的基础上产生,因此,治疗本病时既要辨别标本虚实之偏重,确立与之相应的治则治法,还应重视补益肝肾、治病求本。

(三)证治分类

1.风阳内动证

临床表现:主症,肢体颤动粗大,程度较重,不能自制。兼症,眩晕耳鸣,面赤烦躁,易激动,心情紧张时颤动加重,伴有肢体麻木、口苦而干、语言迟缓不清、流涎、尿赤、大便干。舌脉:舌质红、苔黄,脉弦。

病机分析:郁怒伤肝,肝郁化火生风,风阳侵扰筋脉。

治则治法:镇肝息风,舒筋止颤。

代表方剂:天麻钩藤饮合镇肝息风汤加减。前方具有平肝息风、清热安神作用,适用于肝阳上亢,震颤、烦躁、眩晕者;后方具有镇肝息风、育阴潜阳、舒筋止颤作用,适用于水不涵木、阳亢化风、风阳扰动筋脉之颤证。

常用药物:天麻、钩藤、石决明、生赭石、生龙骨、生牡蛎、生怀地黄、生杭芍、玄参、龟板、天门冬、怀牛膝、杜仲、桑寄生、茵陈、川楝子、麦芽、黄芩、山栀、夜交藤、茯神。

方中天麻、钩藤、石决明、生赭石、生龙骨、生牡蛎,镇肝息风、止颤;生怀地黄、生杭芍、玄参、龟板、天门冬,育阴清热、潜阳息风;怀牛膝、杜仲、桑寄生,滋补肝肾;茵陈、川楝子、麦芽、黄芩、山栀,疏肝、清热泻火;夜交藤、茯神,宁心安神。

随证加减:肝火偏盛,焦虑、心烦,加龙胆草、夏枯草;痰多者加竹沥、天竺黄以清热化痰;肾阴不足、虚火上扰、眩晕耳鸣者,加知母、黄柏、牡丹皮;心烦失眠加炒枣仁、柏子仁、丹参,养血补心安神;颤动不止,加僵蚕、全蝎,增强息风活络止颤之力。

2.痰热风动证

临床表现:主症,头摇不止,肢麻震颤,重则手不能持物;兼症,头晕目眩,胸脘痞闷,口苦、口黏,甚则口吐痰涎。舌脉:舌体胖大有齿痕,舌质红,舌苔黄腻,脉弦滑数。

病机分析:痰热内蕴,热极生风,筋脉失约。

治则治法:清热化痰,平肝息风。

代表方剂:导痰汤合羚角钩藤汤加减。前方燥湿祛痰,后方清热平肝息风,二方合用,能清热化痰、平肝息风,用于痰热内蕴、扰动肝风之颤证最宜。

常用药物:半夏、胆南星、竹茹、川贝母、黄芩、水牛角、桑叶、钩藤、菊花、生地、生白芍、甘草、橘红、茯苓、枳实。

方中半夏、胆南星、竹茹、川贝母、黄芩,清热化痰;水牛角、桑叶、钩藤、菊花,平肝息风止颤;生地、生白芍、甘草,育阴清热、缓急止颤;橘红、茯苓、枳实,健脾理气。

随证加减:若痰湿内聚,证见胸闷恶心、咯吐痰涎、苔厚腻、脉滑者,加煨皂角、白芥子以燥湿豁痰;震颤较重,加珍珠母、生石决明、全蝎;心烦易怒者,加天竺黄、牡丹皮、郁金;胸闷脘痞,加栝楼皮、厚朴、苍术;肌肤麻木不仁,加地龙、丝瓜络、竹沥;神识呆顿,加石菖蒲、远志。

3.气血亏虚证

临床表现:主症,头摇肢颤,面色㿠白,表情淡漠,神疲乏力,动则气短;兼症,心悸健忘,眩晕,纳呆。舌脉:舌体胖大,舌质淡红,舌苔薄白滑,脉沉濡无力或沉细弱。

病机分析:气血两虚,筋脉失养,虚风内动。

治则治法:益气养血,濡养筋脉。

代表方剂:人参养荣汤加减。本方益气养血,补益心脾,用于气血不足、心脾两虚、虚风内动之颤证。

常用药物:熟地、当归、白芍、人参、白术、黄芪、茯苓、陈皮、炙甘草、肉桂、天麻、钩藤、珍珠母、五味子、远志。

方中熟地、当归、白芍、人参、白术、黄芪、茯苓、陈皮、炙甘草,健脾益气养血;肉桂助阳,鼓舞气血生长;天麻、钩藤、珍珠母,平肝息风止颤;五味子、远志,养心安神。

随证加减:气虚运化无力,湿聚成痰,应化痰通络止颤,加半夏、白芥子、胆南星;血虚心神失养,心悸、失眠、健忘,加炒枣仁、柏子仁;气虚血滞,肢体颤抖,疼痛麻木,加鸡血藤、丹参、桃仁、红花。

4.髓海不足证

临床表现:主症,头摇肢颤,持物不稳,腰膝酸软;兼症,失眠心烦,头晕,耳鸣,善忘,老年患者,常兼有神呆、痴傻。舌脉:舌质红,舌苔薄白或红绛无苔,脉象细数。

病机分析:髓海不足,肢体筋脉失养,神机失用。

治则治法:益肾填精补髓,育阴息风。

代表方剂:龟鹿二仙膏合大定风珠加减。前方重在益气、填补精髓,适用于肾精亏损、神机失用、肢体震颤伴有智能障碍者。后方增液滋阴息风,用于热盛耗伤阴津,或肝肾阴虚、筋脉失养、虚风内动证。

常用药物:鹿角、龟板、鳖甲、生牡蛎、钩藤、鸡子黄、阿胶、枸杞子、熟地、生地、白芍、麦冬、麻仁、人参、山药、茯苓、五味子、甘草。

方中鹿角、龟板、鳖甲、生牡蛎、钩藤、鸡子黄、阿胶育阴潜阳,平肝息风;枸杞子、熟地、生地、白芍、麦冬、麻仁滋补肝肾,滋阴养血润燥;人参、山药、茯苓健脾益气,化生气血;五味子、甘草酸甘化阴以安神。

随证加减:若肝风甚,肢体颤抖、眩晕较著,加天麻、全蝎、石决明;阴虚火旺,兼见五心烦热、躁动失眠、便秘溲赤,加黄柏、知母、丹皮、元参;肢体麻木、拘急强直,加木瓜、僵蚕、地龙,重用白芍、甘草以舒筋缓急。

5.阳气虚衰证

临床表现:主症,头摇肢颤,筋脉拘挛,畏寒肢冷,四肢麻木;兼症,心悸懒言,动则气短、自汗、小便清长或自遗、大便溏。舌脉:舌质淡,舌苔薄白,脉沉迟无力。

病机分析:阳气虚衰,筋脉失于温煦。

治则治法:补肾助阳,温煦筋脉。

代表方剂:真武汤加味。本方主要补肾助阳,以温煦筋脉,用于肾阳衰微、筋脉拘挛、颤抖不止。

常用药物:附子、桂枝、党参、白术、茯苓、生姜、白芍、甘草。

方中附子、桂枝,补肾温阳、调和营卫、畅达血行;党参、白术、茯苓、生姜,补中健脾、祛痰除湿;白芍、甘草缓急止颤。

随证加减:大便稀溏者,加干姜、肉豆蔻温中健脾;心悸者加远志、柏子仁养心安神。

四、预防调护

预防颤证应注意生活调摄,保持情绪稳定、心情舒畅,避免忧思郁怒等不良精神刺激,饮食宜清淡、富有营养,忌暴饮暴食及嗜食肥甘厚味,戒除烟酒等不良嗜好。此外,防止中毒、脑卒中、颅脑损伤对预防颤证的发生有重要意义。颤证患者生活要有规律,保持心情愉快和情绪稳定。平时注意加强肢体功能锻炼,适当参加力所能及的体育活动,如太极拳、八段锦、内养功等。病室应保持安静,通风好,温湿度宜人。对卧床不起的患者,注意帮助其翻身,经常进行肢体按摩,以防发生压疮,一旦发生压疮,要及时处理,按时换药,保持创口干燥,使压疮早日愈合。

本病是以头部或肢体摇动、颤抖为主要临床表现的病症。其常见原因有年老体虚、情志过极、房事不节、饮食失宜、劳逸失当或其他慢性病证致使肝、脾、肾病损。肝藏血主筋,血虚筋脉失养,则风动而颤;脾为气血生化之源,主四肢、肌肉,脾虚则生化不足,不能濡养四肢筋脉;肾阳虚衰,筋脉失于温煦,肾虚精亏,肢体筋脉失养,神机失用,而筋惕肉𥆧,渐成颤证。治疗重在益气养血、温阳育阴、填精补髓以治本;息风、祛痰、化瘀以治标。临证适当配伍息风止颤之品,对风阳内动者,治宜潜阳息风;痰热动风者,宜清热化痰息风;气血亏虚者,宜补益气血;髓海不足者,宜填精益髓;阳气虚衰者,宜补肾温阳。对本虚标实、虚实夹杂者,又当根据具体情况,或急治其标、缓治其本,或标本兼治,皆须灵活变通。本病为难治病证,部分患者呈逐年加重倾向,因此,除药物治疗外,还应重视调摄。

五、临证备要

颤证病在筋脉,与肝、脾、肾关系密切,肝风内动、筋脉失养是其基本病机。肝藏血主筋,脾为气血生化之源主肌肉,肾藏精生髓,肝脾肾亏损,则阴精不足、筋脉失养,而致肢体震颤,因此,补益肝、脾、肾是治本之法。痰浊瘀血阻滞经脉,气血不畅,筋脉失养,据"血行风自灭"之理,临证当活用养血活血、祛瘀通脉之品,痰浊阻滞经脉者,适当选用祛痰药物,对增强治疗效果有重要意义。颤证当属"风病"范畴。临床对各证型的治疗均可在辨证的基础上配合息风法,而清热、平肝、滋阴、潜阳等也常与息风相伍,常用药物有钩藤、白蒺藜、天麻、珍珠母、生龙骨、生牡蛎、全蝎、蜈蚣、白僵蚕等。其中,虫类药不但息风定颤,且有搜风通络之功。正如叶天士所言:"久病邪正混处其间,草木不能见效,当以虫蚁疏通逐邪。"运用虫类药物,以焙研为末吞服为佳,入煎剂效逊。临床证明,羚羊角粉在颤证的治疗上有肯定的疗效,久颤不愈者可配合应用,使用时可用水牛角代替。年高病久,治宜缓图。因老年体衰加之震颤日久,脏腑气血失调,病理变化复杂,难以辨证允当,疗效神奇,欲速反而招致诸多变证,故治疗本病只宜图缓,循序渐进。病初标实较著,选用祛邪息风之品,药量不宜过大,病久正气虚损,慎用耗伤气血阴阳等攻伐之品。

第二节 治疗帕金森病的常用角药配伍规律及应用探讨

角药是把三味相互关联的中药有机组合到一起而取得协同增效作用的一种配伍方法,以中医基础理论为指导思想,以辨证论治为应用前提,共奏"三足鼎立、互为犄角"的效果,是介于中药和方剂之间的一种特殊形式,既可以独立成方,也可以作为方剂中的主药或辅药,增强方剂的疗效。

角药是传统中医药方的特殊配伍方式,是将三味中药组合,以中医理论为基础,以辨证论治为依据,以中药性能、气味、七情配伍理论为原则,产生增效减毒的作用,并可以扩展中医药的应用范畴。以帕金森病相关中医文献为对象,以角药作为切入点,从传统中药认知、现代药理学研究及角药作用等方面对治疗帕金森病不同时期的文献进行系统分析,得出帕金森病不同时期的14种角药配伍,总结出中医角药治疗帕金森病的特点和效果,以期为帕金森病的中医治疗提供借鉴,使角药在治疗帕金森病的临床实践中能够取得较满意的疗效。

一、帕金森病分期施治

(一)帕金森病分期

根据中医临床诊疗专家共识,可将帕金森病分为3期,早期帕金森病患者症状较轻,日常生活可以自理,治以滋阴息风为主。中期患者症状加重,需要中西医结合治疗,治以补养气血、活血息风。晚期生活完全不能自理,需阴阳双补、息风活血。

(二)帕金森病分期施治

1.帕金森病早期治疗

帕金森病的早期表现为气血不足、阴血亏虚,进而阴虚生风、筋脉失养、手足蠕动,此阶段的痰瘀之毒邪并未形成,以本虚为先,以天麻、地黄、当归补益气血,滋阴息风。

天麻性味甘平,以干燥的块茎入药,有平肝潜阳、息风止痉、祛风通络的功效,地黄养阴生津、清热凉血,当归补虚活血、养血和肝,三药合用,是养血息风之品,防治因血虚生风而引起的老年人震颤。现代药理学研究当归能够降低脑细胞凋亡指数,增强人体抗氧化功能,从而保护脑部多巴胺能神经元。

2.帕金森病中期治疗

帕金森病中期五脏功能紊乱,痰瘀之邪内生,内风行窜迅速,标实胜于本虚,以半夏、天麻、白术息风化痰,健脾祛湿,兼之调节脏腑。

半夏燥湿化痰、降逆止呕、消痞散结;天麻归肝经,可祛风通络,平抑肝阳,息风止痉;白术祛湿健脾、固表止汗、利尿消肿,三药合用,以化痰息风治其标,健脾祛湿、培元固本治其本,标本并重,震颤而得缓。现代药理学研究天麻中的有效成分天麻素可以抵抗兴奋毒性、防止神经细胞受损、稳定神经细胞膜,并通过控制多种细胞凋亡的相关信号通路而起到防治效果。

3.帕金森病中晚期治疗

在帕金森病中晚期,患者经常出现痉挛、关节拘急、活动不利等久病入络、经脉不畅之象,故需适当应用息风止痉的虫类药物。此时应注意虫类药的药性,其性偏燥,易伤脾胃,所以需同时兼以健脾养胃之药,因为脾胃为"后天之本",所以如果脾胃亏虚,则气血难以化生,诸虚诸实均加重。

(1)全蝎-僵蚕-地龙

全蝎性味辛平,归肝经,有息风镇痉、攻毒散结、通络止痛之效,适用于不同病因产生的痉挛抽搐。地龙咸寒,入肝经,清热定惊,通络,平喘,利尿,主要适用于惊痫抽搐、关节痹痛、肢体麻木、半身不遂等症状。僵蚕味辛行散,入肝、肺二经,能祛风镇痛、息风止痉、化痰散结。三者合用,按"久病入络"的原理,祛风通络以止痉,散化热痰以止动,故对震颤及肌张力增高时产生的关节拘挛挟痰热者尤宜。现代药理学结果已经证实,全蝎的最主要活性成分就是存在于全蝎尾刺中的蝎毒,而蝎毒的主要活性成分则是蛋白部分,其中的抗癫痫活性多肽具有抗癫痫、镇静作用。全蝎提物通过抑制海马神经细胞Caspase-3表达,来控制大鼠癫痫持续状态后海马神经元凋亡,进而达到保护癫痫持续状态后的脑损伤,改善模型小鼠的抽动行为,具有调节神经递质分泌的作用。

(2)丹参-全蝎-石菖蒲

丹参活血祛瘀,性苦微寒,具有养血活血的功效;石菖蒲化湿豁痰、益智,而全蝎可息风镇痉、攻毒散结、通络止痛,其为疏风、通络、解毒之要药。三药合用,可解帕金森病久病入络、经脉不通之象。现代药理学分析结果表明,丹参最主要的有效成分是丹参酮ⅡA,能降低鱼藤酮诱导的PD模型大鼠中脑黑质区多巴胺能神经元的损失量。石菖蒲具有镇静、抗惊厥、兴奋中枢神经、抗衰老等作用,能起到抑制多巴胺能神经元自噬的效果。

(3)钩藤-珍珠母-白芍

钩藤息风止痉,清肝平肝,白芍可补肝血,敛肝阴,柔肝气,是养血濡筋、缓急止颤之品,而珍珠母则能平肝潜阳、镇心安神,与钩藤、白芍同用,可滋阴养血、息风平肝。现代药理学研究钩藤有抗氧化、促进记忆、缓解大脑缺血时的能量代谢障碍、保护神经的功能,钩藤提取物能够通过提高人体抗氧化能力,以控制炎症反应和消除氧自由基的方式,减少对神经元细胞的凋亡。珍珠母具有调节免疫力、抗氧化、减少缺血脑组织的单个细胞趋化蛋白浓度等功效。

（4）天麻-钩藤-僵蚕

天麻平抑肝阳、息风止痉、祛风通络，钩藤清肝平肝、息风止痉，僵蚕见于东汉《神农本草经》"白僵蚕，味咸，主小儿惊厥夜啼，去三虫，灭黑，令人面色好，男子阴疡病"。具有活血通络、祛风解痉、化痰散结的功效，三药合用息风止痉，可用治肝阳偏亢型帕金森病患者。

（5）黄芪-党参-白术

黄芪，性味甘温，归肺、脾经。有补气升阳、利水消肿、益卫固表、托毒生肌之效；党参益气补中、生津养血；白术健脾益气、燥湿利水，三药合用健脾益气，恢复水液运化，痰生无源，亦助血液运行，气血充足，进而使清阳上升至头。

（6）黄芪-葛根-升麻

葛根辛凉，归脾、胃经，具有透疹、生津止渴、解肌退热、升阳止泻的功效，其解肌效果还能缓解肌肉紧张度，特别是颈部肌肉。升麻辛、微甘、微寒，归肺、胃、脾、大肠经，具有发表透疹、清热解毒、升举阳气之功效。而黄芪补气升阳、益卫固表、利水消肿，三药合用温脾升清，使得脾胃运化正常，使精微物质运输至脑及周身，进而脑主神志功能恢复正常，思维更加灵活。

4.帕金森病晚期治疗

帕金森病晚期气血亏虚至极，阴阳两虚，因痰瘀而阻闭脑窍，髓海极度空虚，主要为头晕目眩、肢体颤抖、步伐困难、汗出不止、舌质偏红少津、脉细数等症状，辨治以补益肝肾、生精补髓法为先，佐以息风、化痰、祛瘀。

（1）熟地黄-山萸肉-龟甲

熟地黄性甘温，可补血滋阴，填精益髓；山萸肉味酸涩，收涩固脱；龟甲为血肉有情之品，可益肾强骨、滋阴潜阳、养血补心。三药合用，循"乙癸同源"的理论，补益肝肾，相须而用，滋养肝肾之阴以潜降肝阳，以水涵木、治病求本，三药同归肝、肾二经，均有补益肝肾的功效。现代药理学研究，熟地有抗老化、抗氧化、强化记忆、增进造血、增强机体抵抗力等功效，显著改善左旋多巴长时间使用而引起的由兴奋性氨基酸堆积所形成的兴奋性毒性，从而减轻了帕金森的异动症状表现。

（2）熟地黄-杜仲-制何首乌

熟地黄益精填髓，补血滋阴，杜仲善补肝肾，故肝充则筋健，肾充则骨强；制何首乌补肝肾、强筋骨、益精血，三者均可补肾益精、滋阴养血、固本培元。现代药理学深入研究，何首乌中存在的二苯乙烯苷可以明显改善海马神经元的细胞内钙水平，达到保护神经功能，从而增强记忆能力，促进运动功能。杜仲皮对6-羟多巴胺所诱导的神经细胞凋亡有防护作用,抑制 H_2O_2 诱导的细胞毒性,并产生抗神经元细胞氧化的功能。

（3）淫羊藿－肉苁蓉－黄精

肉苁蓉素有"沙漠人参"之美称,味甘、咸,性温,归肾、大肠经,有补益精血、温阳补肾、润肠通便的作用;淫羊藿补肾壮阳,黄精益肾健脾,三药同用,起到很好的滋补壮阳效果。现代药理学研究认为,肉苁蓉可能通过调节大脑黑质——纹状体组织PI3K、Akt、Bcl-2、Bax 蛋白水平,起到对多巴胺的神经细胞保护功能,进而抑制神经细胞的凋亡,改善帕金森病运动迟缓、静止性震颤、肌肉强直和姿势反射等障碍。

二、帕金森病全期治疗

帕金森病内风扰动贯穿疾病始终,因此可配上息风止颤之品,以柔肝息风、缓急止痛。

(一)白芍-木瓜-葛根

白芍苦酸微寒,归肝、脾经,可养血养阴、缓急止痛。木瓜酸温,归肝、脾经,有舒筋活络、和胃化湿的作用。葛根生津止渴、升阳止泻。三者联用时,仿"寒温并用"之意,起养阴生津、柔肝缓急之效,且和胃化湿,对于肝肾阴虚、筋脉失养之帕金森病,既能治标化湿和胃,又可滋补肝肾、养阴生津、柔肝治本。现代药理学研究发现,白芍具有镇静催眠、抗炎、抗惊厥、促进神经元生长和存活及拮抗自身免疫性反应等诸多药理作用。其有效成分主要是白芍总苷。白芍总苷可以通过调节 B 细胞淋巴瘤-2 和 Bax 表达来抑制海马 CA1 区细胞凋亡,从而能够达到改善脑缺血大鼠学习记忆能力的目的效果。

(二)玄参-生地黄-麦冬

玄参性味甘苦咸微寒,归肺、胃、肾三经,具有清热凉血、滋阴降火、解毒散结的功效。生地黄其味甘苦,性寒,归心、肝、肾经,可清热凉血、养阴生津。麦冬味甘性寒,入心、肺、胃经,乃益阴生津之品,兼能清热安神。三药合用,共奏滋肾水涵肝木、滋阴潜阳之功。

(三)五味子-太子参-麦冬

五味子首见于《神农本草经》,后被列为上品"仙"药。其药五味皆易,尤以酸味独胜,与五行共生,可以平衡五脏、收敛固涩、益气生津、补肾宁心;太子参味甘、微苦、性平,有益气生津、补肺健脾之功;麦冬益阴生津、清热安神,三药为生脉饮成分,用以治疗胸闷不舒、口苦、震颤随情绪加重等肝风内动型帕金森病患者。

三、随证加减

帕金森病见抑郁或淡漠,常配伍柴胡、香附、玫瑰花以疏肝理气。因髓海不足、痰瘀阻滞导致认知障碍,常配伍如龟甲胶、鹿角胶、远志以补益脑髓、化瘀除痰。帕金森病便秘患者,常配伍酒大黄、枳实、厚朴通便。因心血不足或邪气扰心,出现失眠症状,常配合用酸枣仁、龙齿、茯神以养血安神。见日间嗜睡,常配伍黄芪、炮天雄、麻黄扶阳。见腿部抖动不安,常配伍用白芍、葛根、木瓜以养肝血、柔肝筋。见身体疼痛则用延胡索、威灵仙、制川乌通里止痛。

四、运用角药治疗帕金森病的特色

(一)相需相使,增加疗效

如熟地黄、山萸肉、龟甲,三药同归肝、肾二经,均有补益肝肾的作用,配伍后同调肝肾,增强滋阴之力;白芍、木瓜、葛根,三者合用,有"寒温并用"之意,有养阴生津、柔肝缓急之效,故易治疗肝肾阴虚、筋脉失养之帕金森病。玄参、生地黄、麦冬相使以滋肾水涵肝木、滋阴潜阳。

(二)使用方便,精准治疗

如丹参-全蝎-石菖蒲,三药合用,不需要烦琐的药方,便可解帕金森病久病入络、经脉不通之象。

(三)重视药理,衷中参西

如白芍-木瓜-葛根联用,可养阴生津、柔肝缓急,现代药理研究也表明,三者均有改善肌张力的功效。其配伍基于传统中医药理论,又符合现代中医学理论研究。

五、小结

帕金森病病机复杂,病症纷繁多变,病情迁延难愈,且可伴发多种症状,严重损害患者的身心健康。角药三足鼎立、互为犄角,使用灵活,配伍严谨,组成介于单味药与复方之间,药效相互叠加,药力相对集中。

帕金森病早期,患者脏腑失调,气血不足,阴血亏虚,阴虚生风,筋脉失养,手足始蠕动,以天麻、地黄、当归补益气血、滋阴息风。帕金森病中期,五脏功能紊乱,痰瘀之邪内生,内风行窜迅速,以半夏、天麻、白术化痰息风,健脾祛湿,培元固本。帕金森病中晚期,患者常出现痉挛、关节拘急、活动不利等久病入络、经脉不畅之象,故需适当应用息风止痉的虫类药物。需同时兼以健脾养胃之药,使用全蝎、僵蚕、地龙祛风通络、散热化痰;以丹参、全蝎、石菖蒲疏风解痉,豁痰解毒;以钩藤、珍珠母、白芍滋阴养血,息风平肝;以天麻、钩藤、僵蚕活血通络、祛风解痉;以黄芪、党参、白术以健脾益气、化痰行血。帕金森病晚期,患者气血亏虚至极,阴阳两虚,因痰瘀而阻闭脑窍,髓海极度空虚,以熟地黄、山萸肉、龟甲以补益肝肾、生精补髓;以熟地黄、杜仲、制何首乌以补肾益精、滋阴养血、固本培元;以淫羊藿、肉苁蓉、黄精滋补壮阳。内风扰动贯穿疾病始终,因此在各期皆可配上息风止颤之品,以白芍、木瓜、葛根滋补肝肾、养阴生津、柔肝治本;以玄参、生地黄、麦冬以滋肾水涵肝木、滋阴潜阳;以五味子、太子参、麦冬收敛固涩、益气生津、补肺健脾。角药使用方便、精准治疗、提高疗效,通过挖掘、继承各名老中医的学术观点,认识并运用"角药"中的配伍,执简驭繁,辨证论治,可为帕金森病的诊断和治疗提出新的用药思路,以期为帕金森病的中医治疗提供借鉴。

第三节　地黄饮子与帕金森病的治疗

地黄饮子始载于金元四大家刘完素的《黄帝素问宣明方》,主治下元虚衰、痰浊上泛之喑痱证。宋代以后成为治疗中风肾虚的专用方,具有滋肾阴补肾阳、消痰醒窍的功用。方中君药熟地黄、山茱萸滋肾阴,填精助骨生髓;肉苁蓉、巴戟天壮肾阳,补而不燥,直温下元;附子、肉桂补益真阳,收摄浮阳,引火归元;臣药石斛、麦冬、五味子行滋肺肾;佐药石菖蒲与远志、茯苓祛痰开窍;少许薄荷以奏轻清疏郁之功;使药姜、枣调和诸药。全方阴阳互济、上下相资,以起培本固元、消除痰浊的功效。

一、地黄饮子药物结构关系稳定

根据黄金分割法对药物的分析,得出地黄饮子的主要药物为山茱萸、石菖蒲、远志、麦冬、巴戟天、熟地黄、肉苁蓉、五味子、茯苓、石斛;次要药物为附子、肉桂、地黄、薄荷、大枣、甘草、生姜、黄芪、当归、丹参、牛膝、桂枝、枸杞子、牡蛎、山药、淫羊藿、川芎、葛根、白芍、龙骨、钩藤、僵蚕、杜仲、半夏、郁金、赤芍。此外,对医案方剂中权重大于100的中药进行复杂的网络分析,得到临床应用地黄饮子的核心药物:石菖蒲、远志、山茱萸、麦冬、巴戟天、肉苁蓉、熟地黄、五味子、茯苓。黄金分割法分析与复杂网络分析得到的核心药物除石斛外均相同,显示出地黄饮子原方药物之间结构关系的稳定性。

药物关联分析显示,核心药对主要有石菖蒲-远志、山茱萸-巴戟天、石菖蒲-麦冬等。两药物组合,形成药对协同发挥作用,可增强单味药的疗效,并降低单味药的副作用,达到更好的治疗效果:辛苦合用,能够醒神益智、交通心肾、豁痰开窍,如石菖蒲-远志;酸甘化阴,能够补肝益肾、强筋壮骨,如山茱萸-巴戟天;甘辛合用,能够养阴生津、醒神益智,如石菖蒲-麦冬。这些药对协同作用,作为药物配伍核心,发挥了积极的作用。现代相关研究已经表明,石菖蒲-远志通过山奈酚、氧杂蒽酮、异紫花前胡内酯等成分,AKT1、PTGS2、TNF等靶点,NF-κB炎症反应、氧化应激等通路的协同作用,改善中枢胆碱能神经元系统,从而达到改善学习记忆能力的效果,数据挖掘结果显示山茱萸-巴戟天等药对亦较为常用,可为临床防治疾病及其机制研究提供思路。

对医案中方剂使用的主要药物进行聚类分析,距离类型为欧式距离,聚类方法为最长距离法,以距离≥9进行分组,可将药物分为3组。第1组:茯苓;第2组:石斛;第3组:山茱萸、熟地黄、麦冬、五味子、石菖蒲、远志、巴戟天、肉苁蓉。聚类分析结果显示,主要药物中除茯苓与石斛之外,其余8味药之间有较强的关联性。在主要药物与复杂网络分析的基础之上,聚类分析结果提示临床应用地黄饮子的核心药组可能是此8味药。《神农本草经》曰:"茯苓,一名茯菟,味甘平,生山谷。治胸胁逆气,忧恚惊邪恐悸,心下结痛,寒热烦满咳逆,止口焦舌干,利小便。久服安魂魄,养神,不饥延年""石斛,一名林兰,味甘平,生山谷。治伤中,除痹下气,补五脏,虚劳羸瘦,强阴久服厚肠胃,轻身延年。"地黄饮子取茯苓健脾宁心之功、石斛养阴生津、滋阴清热之效,使全方达开窍化痰、宁心益肾之能,二药在后世医家的临床验案中均有广泛应用。但茯苓亦有利水渗湿之效,易耗伤正气,加剧肾虚之证,因此需在临床辨证加减使用,石斛对于水火互济失常,肾阴虚而心火亢,现心肾不交证之案需要辨证分析加减运用。

二、生地黄与熟地黄合用以滋阴清热

地黄饮子原方中使用熟地黄,而本文数据挖掘结果显示,生地黄亦为常用药物,复查医案后发现二药常同时出现。《本草纲目·卷三》有:"生地黄:诸经血热,滋阴退阳""熟地黄:滋肾水,益真阴。"医案中多次将生地黄与熟地黄合用,旨在达到滋阴与清热共举之效,二药合用可改善内热消渴所致的口干舌燥和口舌生疮症状,并可补气养血、补肾益精,改善肾阴虚与肾阳虚共现之证。

三、药物加减重在益气活血、协调阴阳

数据挖掘结果显示,地黄饮子加减药物中,除生地黄外,频次≥35次的药物分别为甘草、黄芪、当归、丹参、牛膝。这反映出临床医家使用地黄饮子临床时,常常关注患者的气血运行状态。甘草在调和诸药的同时补脾益气、缓急止痛,牛膝可以增强地黄饮子原方补肾之功,与丹参合用,能增强全方的活血行血之效;当归与黄芪联用,共奏气血双补之能。黄芪、当归、丹参、牛膝加减运用,体现了"气行则血行"的中医思想。

《灵枢·营卫生会》"血之与气,异名同类",《灵枢·本藏》"人之血气精神者,所以奉生而周于性命者也",都在论述人体气血关系密切,且是人正常生命活动的前提。"气为血之帅,血为气之母",气能生血、行血、摄血,有参与促进血液的生成、推动血液在脉中运行、控制血液在脉中正常循行的作用。血液作为气的载体,又可化气养气,使气充足旺盛。《血证论》说:"夫载气者,血也,而运血者,气也。"气充则血盈,使血保持流量、流动顺利,气的温煦使血"得温"而行,气的固摄使血行于脉内。《医学正传·血气》中讲"气非血不和,血非气不运",气和血在生理、病理上联系紧密、互相影响,故临床上常见气血同病。调气是临床治疗血行失常的首要原则,因此在地黄饮子中常加减补气药物黄芪,乃为求无形之气而治有形之血。《寿世保元》说:"气者,血之帅也,气行则血行,气止则血止,气温则血滑,气寒则血凝。"气滞血行不畅,瘀血内阻;气虚温煦无力、固摄无能,使血"得寒"而凝、血溢脉外;气虚化血之力减弱,继而形成血虚之证,因此临床常表现为头晕眼花、心悸不寐、神疲乏力、面色萎黄、记忆力减退、纳呆、舌淡、苔白、脉细弱等。故加减药物常加以甘草、丹参、当归、牛膝、黄芪,行调和止痛、补血活血、益气行血之功,共达气血正平之态,从而获得良效。

对加味药物气味进行分析,发现多为平性、温性、寒性药物,以甘味、辛味、苦味药物为主;药物作用部位多归属肝、脾、肾经;功效以清热凉血、强筋骨、生津为主。纵观其气味功效,加用之药性平可调和诸药,缓原方之黏腻,味甘能和中缓急,增强脏腑补益之能;效用清热凉血、强筋骨、生津,助原方清心泻火、养阴生津、强筋健骨之力,从而使精血共荣、阴阳平衡。

我们在临床中发现使用地黄饮子方进行干预治疗,可明显改善PD患者的临床症状,明显提高患者的生存质量。

四、地黄饮子治疗帕金森病的作用机制研究

地黄饮子常被用于PD的治疗与缓解,其中在神经系统涉及的部分内容有以下几个方面。

(一)PPARγ通路参与PD保护作用

目前的研究证明,帕金森的发病原因是脑内小胶质细胞产生的炎症因子,造成神经元能减少,神经元坏死最终导致发病,中枢神经系统(CNS)的过度炎症反应会导致一系列组织坏死。实验研究证明,PD动物模型含有炎性细胞因子,由此可以推断,PD的发生与神经炎性有着密切关系。然而,近来有实验证明,PPARγ信号通路与炎性因子关系密切,且保护了PD一类的神经退行性疾病。在对帕金森发病机制的研究中,证实了激活PPARγ通路是对抗帕金森的有效途径,其中带有地黄饮子的血清可以有效升高LPS诱导的PPARγ蛋白表达,同时抑制了炎性因子的生成。由此看出,地黄饮子通过促进对PPARγ的保护作用,进而抑制炎性因子的致病性,起到对帕金森的治疗作用。

(二)α-syn寡聚体损害周围神经细胞

帕金森的形成与脑内路易小体的形成有关,而α-syn的聚集可能是路易小体形成的原因,从而发生帕金森的神经退行性表现。Janeczek观察到α-syn对多巴胺能传递具有负反馈调节机制,这种不正常的α-syn上调引发产生毒性的α-syn寡聚体,毒性寡聚体的积累损伤正常的神经系统功能,影响正常细胞代谢,是部分人得PD的重要原因。实验表明,地黄饮子加减方对肾虚血瘀证的PD大鼠内α-syn的表达起了抑制作用,证明地黄饮子对PD的治疗是有效果的,在肾虚血瘀中是通过影响α-syn的异常表达,进而起到治疗作用。

(三)PI3K能降低黑质区p-Akt、p-mTOR水平

PI3K是一种脂质激酶,可以与蛋白激酶B(PKB)即AKT结合,进而激活mTOR,促进细胞代谢增殖和蛋白质合成,抑制细胞自噬。有研究证明,功能性mTOR信号通路的表达可以增加黑质神经元细胞存活,且PI3K/p70S6K可以增强α-syn的自噬,可以看出,对PI3K的合理运用能够对PD起到治疗作用。有实验证明,肉苁蓉提取物苁蓉精可以通过提高PD大鼠的PI3K、p-Akt表达而提高细胞代谢,起到对神经元的保护作

用,而肉苁蓉作为地黄饮子的君药,在治疗PD的过程中起到了重要作用。另有研究表明,复方地黄颗粒也可以通过对PI3K/Akt信号通路的激活而缓解阴虚风动型鼠的症状表现,作为共同含有地黄药物的方药,可以考虑是否共同通过地黄提取物对PD起治疗作用。

(四)氧化应激导致黑质多巴胺能神经元损伤

氧化应激是目前提出的导致细胞衰老死亡的一个重要原因,在这个过程中会产生大量的活性氧和活性氮。这些物质的堆积会导致细胞产生氧化应激而导致神经元的凋亡。人们对血清miR-124在神经作用中的研究比较深入,证实了miR-124可以抑制PD的神经炎性。罗丹证实了miR-124与氧化应激相关性,山茱萸中的熊果酸具有很强的抗氧化性,常被用作衰老的预防,山茱萸及其有效成分可以抑制自由基损伤,降低炎症反应,从而治疗帕金森病的脑损伤。地黄饮子用到了熟地黄,其提取物可以增强血清谷胱甘肽过氧化物酶的活性,对氧化应激的PD起治疗作用。地黄饮子能够提高双氧化小鼠清除自由基的能力,防止氧化应激,对氧化应激造成的黑质多巴胺能神经元损伤起正向作用。miR-124通路对PD神经炎性的抑制作用可以做进一步研究,为治疗PD提供更多的治疗方法。

(五)对轻度认知障碍的抑制性

帕金森的非运动症状中,认知障碍是最具破坏性的和最常有的症状之一,研究表明,认知障碍与海马体的结构功能受损密切相关,同时伴有不同程度的记忆力下降,而且轻度认知障碍的严重性以超过常人想象的速度在进行,这严重影响到了PD患者的生活质量,所以对认知障碍的治疗成为一个有待解决的问题。近年来,有研究证明,地黄饮子结合患者康复训练能有效治疗PD的认知障碍。

(六)线粒体功能受损与帕金森病

多项研究表明,PD的发生与线粒体功能受损有着密切的关系,有常染色体显性遗传和隐性遗传,涉及的基因有PINK1、Parkin基因、DJ-1基因等。有研究表明,线粒体的功能障碍导致营养代谢物水平降低,从而引发神经系统疾病,而从线粒体入手治疗PD也成了热门。2018年有实验证实了地黄饮子对中枢神经线粒体的保护作用,提高了能量代谢,有助于AD大鼠的学习能力。唐岚芳的研究表明苁蓉疏痉颗粒可以减少PD大鼠的线粒体损伤。肉苁蓉作为地黄饮子的君药,在治疗PD的过程中起到了不可忽视的作用。因此,地黄饮子可以通过改善线粒体功能,促进三羧酸循环和氧化磷酸化,从而保护神经系统,达到对PD的治疗作用。

五、地黄饮子对帕金森病患者肠道菌群的影响

经过对PD患者肠道菌群的研究,发现PD患者伴随肠道菌群失调,以及代谢物的改变,提出了微生物群-脑-肠轴的理论。便秘及排便困难、胃排空受损、唾液减少和吞咽困难,是PD患者常见的非运动型症状。其中,便秘最为常见,与未患PD的人相比,PD患者肠道中的普雷沃菌科减少,且与肠杆菌科的丰度正相关,同时表明了普雷沃菌科与维生素的降低有关系。普雷沃菌科在结肠中其共生,可以降解肠道黏膜中的植物多糖和黏蛋白,还能与免疫系统共同作用,有研究证明了肠道菌群与PD有着较高的关联性,并提出了中医药治疗肠道菌群的看法。

研究表明,高低剂量菌群数量的小鼠AWCD和Shannon指数高于模型组,从而验证了地黄饮子含药血清改善了PD小鼠肾虚证的胃肠动力及菌群,同时改善了小鼠的行为学。

另外,越来越多的证据表明,胃肠道菌群的失调,引起了微生物代谢产物聚集诱发氧化应激,同时还有α-syn的异常堆积,因此推论,PD的发生始于胃肠道菌群失调,对肠道菌群的研究为治疗PD提供了思路。

六、地黄饮子对帕金森病患者疼痛的治疗作用

研究证明,初诊帕金森患者的疼痛发生率达到了31.78%。患者除肢体疼痛外,还伴有躯干疼痛,包括腹痛,但患者的躯干疼痛常常被忽略,有大量间接证据表明基底神经节躯体感觉处理异常,涉及黑质、尾状核、壳核、苍白球、丘脑及其相互作用。有研究证实NPY参与了帕金森的疼痛调节。张秀琳通过临床实验及证候积分和疼痛模拟量表证明了加减地黄饮子能够提高患者血清的NPY水平,对疼痛起到抑制作用。

第七章

帕金森病的康复治疗和康复教育

第一节　帕金森病的康复治疗

康复治疗在 PD 的综合治疗中占有重要的地位。虽然药物治疗和康复治疗不能改变 PD 患者的最终结局,但在通过药物缓解症状的同时进行康复治疗,对于提高患者的运动能力、减少意外损伤、提高患者的生活质量具有重要的临床意义。PD 的康复治疗应遵循"方式分级选择、难度宜简不宜繁、运动量宜小不宜大、运动时间宜短不宜长"的原则。

一、康复目标

(一)长期目标

预防和减少继发性损伤和功能障碍的发生;教会患者应用代偿策略;维持最大限度的功能水平;帮助患者及其家属调整心理状态;提高患者的生活质量。

(二)短期目标

促进所有关节的充分运动,预防挛缩;促进运动的启动过程,改善运动的速度、灵巧性及协调能力;增强姿势、平衡反应及安全意识;改善步行能力;进行扩胸训练,增大肺活量;维持和改善耐力;教会患者及其家属节省体能技术;改善或维持患者日常生活的自理能力;帮助患者对功能障碍进行心理调适和生活模式的调整。

二、康复治疗

(一)运动疗法

帕金森病的康复治疗以运动疗法为主,针对 PD 的运动障碍及由此产生的继发性功能障碍,如肌萎缩、心肺功能降低、脊柱畸形、周围循环障碍、压疮、直立性低血压等采取相应治疗及预防措施。

1.关节活动范围训练

目的是维持和改善全身各关节的活动范围,防止关节及其周围组织粘连和挛缩。主要针对颈、肩、肘、腕、指、髋、膝、躯干,在患者耐受范围内采取主动与被动活动各关节,同时配合短缩肌肉和肌腱持续牵伸,预防和改善受限的关节。胸廓采用关节松动训练可以维持或改善胸壁、躯干的活动度,进一步改善患者的呼吸功能。通过对PD患者四肢、肩胛、躯干、骨盆采取神经肌肉本体促进技术(PNF)进行治疗,可以改善患者的关节活动度,加强近端关节的控制,提高步行功能。

2.松弛训练

训练开始时,动作要缓慢,运动时要有节律,从被动运动到主动运动;从小范围运动逐渐进行到全关节范围运动;柔缓地来回摇动和有节律的运动促使全身肌肉松弛,从而改善患者的运动模式,尤其是躯干的旋转能力。

(1)座位的松弛运动:①左、右同向缓慢、有节奏地晃动双下肢,同时用一只手向对侧身体侧方的容器内递送物体;②左、右同向缓慢、有节奏地晃动双下肢,同时缓慢、反方向地转动双肩。

(2)仰卧位的松弛运动:①仰卧屈髋、屈膝,双手十指交叉置于胸前,头缓慢向左侧转动,双下肢向右侧转动。然后再做相反动作,重复以上运动。②仰卧屈髋、屈膝,双肩外展45°,肘屈曲90°,左上肢做外旋运动和左肩向外转动,右上肢做内旋运动和右肩向内转动。然后再做相反动作,重复以上运动。③仰卧屈髋、屈膝,两侧肩外展90°,肘屈曲,左上肢做外旋运动,带动头缓慢地向左侧转动,而双膝向右侧转动,然后右上肢做外旋运动,带动头缓慢地向右侧转动,而双膝向左侧转动。重复以上运动。

以上动作每天训练,每次3组,每组10次。

3.肌力训练

PD患者的近心端肌群可能更容易在早期受累,而且受累程度较远心端为重。肌力训练的重点是胸肌、腹肌、腰背肌及股四头肌等近心端大肌群,同时配合躯干屈肌、腘绳肌和跟腱的牵伸,以形成更好的姿态,并维持肌肉长度的平衡,这样对于改善姿势、步态、吞咽、言语及保证患者的活动安全非常重要。临床常用的训练方法有徒手训练法、功率自行车、弹力带、哑铃等。

4.平衡训练

PD患者肌强直,姿势异常,重心转移困难,常常导致无法保持某体位下的平衡,易跌倒。因此,治疗师需要训练患者坐、站、行中的平衡功能,当重心发生偏移时,使其能够做出正确的姿势调整。

(1)坐位平衡训练:①患者取坐位,治疗师调整患者的身体姿势,先做头部运动保持平衡,患者可向上、向左、向右旋转;②患者将双上肢交叉平举,躯干直立,治疗师在前方引导患者向不同方向运动,或让患者向不同方向伸手去抓取物品;③治疗师在后方压迫一侧骨盆,患者被动躯干旋转,或令患者抵抗治疗师的阻力旋转。

(2)站立位平衡训练:①在平行杠内保持站立或平衡(静态和动态),同时重心转移,抛球练习。②患者站立时双足分开25~30cm,重心向左右、前后移动,或单腿支撑平衡训练。训练中,可以让患者先在软垫上进行站立训练,过渡到硬质地面训练,由静态平衡过渡到动态平衡训练。③平衡板站立训练。④站立位躯干左右旋转训练等。

(3)虚拟现实平衡游戏训练:虚拟现实(VR)技术已广泛应用于康复临床。虚拟现实游戏可提供动静态结合姿势控制活动,对PD患者的躯干控制、重心转移等进行训练,可调整PD患者躯干节段性对线,有效改善四肢的协调能力,改善踝关节控制。同时,游戏中的视觉反馈可以让患者在视觉跟踪的基础上,获知自身在空间里的定位及运动方位,从而协调身体的位置。

5.步行功能训练

主要纠正患者摆臂减少、步行拖曳、步伐变慢、起步困难等,提高患者步行的协调性、灵活性,保证安全性。

(1)上下肢协调性训练:①步行训练前,训练患者站立时双目向前看,身体站直,保持良好的起步姿势;支撑相初期足跟先着地,再全脚掌着地,后期小腿三头肌正确用力并控制踝关节;摆动相踝关节尽量背屈,跨步要慢,上肢协调大幅度摆动,上下肢保持协同一致,也可做左右转向、前后迈步、侧方迈步的训练等。②站立位,治疗师双手分别拉住患者的双手,或治疗师手持两根体操棒,让患者持另一端,引导患者建立正确的步行节奏和姿态。

(2)步行控制训练:①步行节律训练,利用音乐节律或鼓点节奏、喊口令等有节奏的训练方式,促使患者加快步行启动和速度。教会患者适当的足跟到足趾行走模式,配合双臂摆动。治疗师在患者步行时,有节奏地喊口令或击掌,让患者按照一定的节律向前迈步,可以缓解"冻结"现象。②利用视觉诱导法,用有色布条或物品在地面等距离处做好鲜明的标志,让患者利用视觉调整步幅和迈步动作。

(3)重心控制训练:①患者正立位,治疗师纠正不良姿势,让患者体会躯干挺直立正的感觉。治疗师左右、前后轻推患者,患者在稳定支撑面上体会下肢承重的变化。②跨越障碍物练习,利用障碍物进行大步行走,注意重心在两足之间的转移。

(4)转身训练:患者转身时,采取较大弧度的圈而非原地旋转,避免失去平衡及姿势稳定性,从而减少跌倒的风险。借助语言和视觉提示指导患者有意识地迈大步,可以帮助患者克服冻结现象和慌张步态。其他具体练习还应包括做有氧活动以提高耐力,强化背伸肌和腹部肌肉力量,从而使站立姿势更笔直,并牵伸躯干。

6.呼吸训练

帕金森病患者主动运动减少,持续肌张力增高,姿势异常,腹肌减弱,胸廓活动度下降,多呈现腹式的缺乏胸廓运动的浅呼吸,继而诱发肺活量降低、限制性呼吸障碍。具体训练方法有:①胸廓运动。②呼吸训练。教会患者深呼吸训练,深吸气后,可屏住呼吸,使气体充斥整个胸腔,达到增大胸腔的目的。鼓励患者最大限度地延长呼气时间,尽可能长时间地发"1"或者"s",通过延长呼气时间,增加呼吸肌活动度从而增加呼吸容量、声门下气流压和声强。

7.面部动作训练

针对PD患者表情肌动作减少进行训练,如有意识地做皱眉、鼓腮、噘嘴、露齿、吹哨、睁眼闭眼、抬眉等口面部动作,辅以大声讲话、朗读或唱歌,每一个音尽量发准确,加上呼吸训练,可有效改善"面具脸"和语言功能。

8.帕金森病康复体操

康复体操包括面肌训练、头颈部屈伸旋转训练、躯干屈伸旋转训练、四肢训练、站立位训练、步行训练等,是目前PD临床行之有效的辅助治疗手段。

(二)作业疗法

PD患者的肢体功能障碍严重影响患者的日常生活能力及生活质量。应根据患者的功能状况水平结果,对其进行日常生活活动的指导。疾病的早期,主要通过维持粗大或精细协调活动、肌力、身体姿势和心理状态,实现日常生活活动自理,尽可能保留原有的习惯、兴趣和爱好,与家人、社会正常交往。后期随着病情的发展,患者的活动能力逐渐受限,应积极采取节省体能技术,减少患者的疲劳和功能损害,最大限度地维持其原有的功能和活动能力,加强日常活动的安全性防护。

1.穿脱衣服

鼓励患者自行完成穿衣、系鞋带、扣纽扣、拉链等日常活动。治疗中,要指导患者选择安全、省力、舒适的体位(一般为坐位)和技巧完成穿脱衣服,应选择易穿脱、重量轻、保暖、舒适的衣物;选择穿脱方便、舒适、鞋底有弹性、摩擦力大的鞋,以增加步行的稳定性。

2.个人卫生

尽可能保留患者的卫生修饰习惯。患者抓握牙刷、梳子困难时,可通过加粗手柄的方式达到方便抓握的目的,或使用电动牙刷,在浴室铺防滑垫,安装扶手,选择安全、舒适的沐浴方式等。

3.如厕

包括转移入厕、脱裤、坐下、站起、局部清洁、整理衣裤、冲洗等过程。由于患者用药后易便秘,鼓励患者每天饮水量不少于3000mL。坐站困难者,可在坐便器四周安装扶手,卫生纸、冲厕开关尽量置于患者易于获取处。

4.进食

帕金森病患者进食速度一般会减慢,但只要能完成,应鼓励其自行进食。进食困难者,应选择易咀嚼、吞咽的温热食物,少量多次。应教会患者减少震颤影响的适应性技术,如在上肢不靠身体的情况下使用双手端茶杯;以肘部为活动轴,完成将勺子从盘子至放入口中的动作。必要时,可选择适宜的餐具并配合必要的辅助器具。

5.移动和转移

(1)坐椅转移:将座椅调整到适合患者身体放松、进食、伏案工作的高度,底座坚实,靠背牢靠,扶手高低适中。座椅转移困难者可稍前倾,便于患者站起。可进行坐站转换练习:患者背对椅子,双手支撑座椅扶手支撑身体向后坐下;将臀部移至座椅前缘,上身向前移(使鼻尖超过足尖),两足稍分开,其中一足后移,膝屈曲向前,双手支撑推压扶手站起。

(2)床上转移:床的高度、硬度要适中,不影响平卧时身体转动。①翻身:头先转向一侧,然后屈腿,用足支撑床面,同时对侧手跨过躯干用力抓住床沿,随之骨盆转动,完成翻身。②从卧位转移到坐位:一手抓住床沿,双下肢移向同侧床边,双小腿自然垂于床边,同侧肘用力撑起身体,另一只手用力拉住床边保持身体稳定坐起。③从坐位至卧位,要完成的动作与②相反即可,还可抬高床头或在床上方系一根绳子供患者牵拉,以提高患者的起床能力。

6.家务活动

尽量按照患者原有的生活习惯合理安排和计划家务活动,保证室内温暖、舒适,去除任何可能绊倒患者的障碍物(如地毯、脚垫等)。指导患者采用简单、容易操作、省力的方法完成各种活动,例如,借助辅助装置和设施帮助患者完成日常活动;对环境和家具进行适当的改造；使用系扣器、穿袜器、取物器、腿支撑架等。同时，对患者家属进行康复指导，使其与患者之间配合更密切，尽量做到在给予最小帮助的情况下让患者自理。

(三)物理因子疗法

低频经颅磁刺激(rTMS)：通过时变磁场在颅内产生感应电流，刺激皮质神经元和(或)神经纤维，从而达到治疗作用的一种技术。PD患者中枢运动传导时间缩短，通过低频经颅磁刺激，可以延长中枢运动传导时间，从而改善临床症状。

温热疗法：热疗可以缓解PD患者肌强直的症状，包括蜡疗、红外线治疗、短波疗法、蒸汽熏蒸疗法等。温水浴和漩涡浴对缓解肌强直也有一定的疗效。

功能性电刺激：通过刺激支配肌肉的神经使肌肉收缩，可以帮助患者完成某些功能，如手的抓握、步行、吞咽等。

(四)构音训练

患者由于面部肌肉强直，发音肌群出现发音不协调，表现为言语功能障碍。常规言语治疗包括面肌训练、唇舌运动、发声、音量、韵律、语速、呼吸控制等方面的训练。治疗前，先放松颈部肌群，基础训练方法包括放松训练、构音运动训练、发音训练、呼吸训练、环境补偿、节奏训练、克服鼻音化训练等。具体方法有鼓腮训练、舌唇运动、唱歌训练和励—协夫曼言语治疗(LSVT)技术等。

LSVT技术始于20世纪80年代末，主要是针对PD的言语障碍进行的康复治疗。该技术基于PD患者言语障碍可能存在的发病机制，治疗训练包括重复式发音训练和阶梯式发音训练，通过提高音量，增加发声运动的幅度，改善发声运动障碍的感知能力。LSVT注重高强度的训练，同时兼顾呼吸的控制，从而达到改善长期言语交流的目的。此外，有研究表明，在常规言语治疗的同时配合延迟听觉反馈仪和语音放大设备等，可提高患者的言语交流能力。

(五)吞咽训练

PD患者吞咽障碍通常是由于舌的控制力丧失和咀嚼肌运动障碍致食团推动无力，咽肌收缩延迟、口腔容纳功能减退，因此，吞咽障碍多发生于口腔准备期和口腔期。具体方法有吞咽功能肌肉的训练、空吞咽练习、舌灵活性训练等，也可通过选择适宜的代偿方式提高进食的安全性。

1.舌肌训练

帕金森患者吞咽困难以口咽期为主,舌肌运动异常导致患者摄食困难,降低生活水平,增加病后护理的难度,而适当的舌肌训练可以改善患者的吞咽功能,改善患者舌的异常活动,主要有往返双向锁唇运动、抗阻伸舌、缩舌运动等。除此之外,还有舌肌训练仪可以参与辅助康复。

吞咽功能训练,患者尽量最大限度地张口,左右两侧连续活动下颌而反复闭嘴鼓腮,用鼻腔呼吸,缓慢呼出气体,同时,患者要维持侧卧位进行吞咽活动。联合舌肌训练,包括:①刺激训练,对患者的舌肌进行快速、重复牵拉刺激;②方向训练,患者应该反复向外、向上、向左、向下、向右旋转舌部,促使舌头向不同方向的运动;③阻力对抗训练,将压舌板放在一侧压紧舌部,向外伸舌后反向用力。

2.摄食训练和Mendelssohn训练

对于吞咽困难还可以采用摄食训练进行康复,用合理的进食规划及正确的进食方式,锻炼口腔功能,刺激口腔肌肉恢复,起到对帕金森患者吞咽功能的障碍的恢复,并降低了患者病情的加重程度。在摄食训练中,要有人陪同,在陪护人员的参与下进行训练,以避免患者误食。

标准化摄食训练如下。

(1)吸吮练习:为患者戴上一次性手套,将戴手套的示指放在口中,指导患者做吸吮动作,促使其产生较强的吸吮欲望。

(2)喉部提升:护理人员将示指放在患者的喉结处,并指导其做吞咽动作。观察患者喉头的移动情况,当其越过手指时,进行复位,反复练习。当患者自觉口干、难以开展喉部提升训练时,需要在舌尖位置滴注少量饮用水,促使患者完成喉部提升练习。

(3)吞咽核心肌肉训练:指导患者做较为夸张的咀嚼训练,重复上述吸吮练习与喉部练习,并做好面部肌肉训练。每次训练5分钟,每天2次。患者要保持坐位,防止出现误吸。

(4)康复护理:护理人员为患者提供改良护理吞咽操,首先做好呼吸准备和肩颈部放松练习。患者需用鼻子吸气、用口呼气,保持气息均匀;双肩做上提和下垂运动,颈部侧屈、旋转运动。

护理人员协助患者双上肢上举,躯干提升,做好康复护理,指导患者舌部护理,左右运动,舌前伸后退练习。护理吞咽操每次15分钟,每天3次。在实际训练中,应根据患者的耐受程度,做出合理的调整。

Mendelssohn训练是运用外力,通过一些手法以达到恢复口腔吞咽神经、肌肉,恢复吞咽协调性,增强喉部吞咽上提功能。Mendelssohn训练还能提高患者的口腔清洁能力,增强患者的自主进食和口腔护理能力。

Mendelssohn手法:①患者能喉部上抬,此时在吞咽唾液并感觉有喉向上提时,须保持数秒此时的喉部状态;或在患者进行吞咽动作时,示意患者将舌部顶住硬腭,并嘱咐其停止呼吸数秒,与此同时,医生分别将示指、中指放置在患者的甲状软骨及环状软骨上,感受患者喉结上抬。②患者无力使喉部上抬时,为了加强其吞咽功能,需要医生用手使患者喉部上抬,当其喉部开始向上抬时,医生分别用拇指和示指放置在环状软骨下,并捏住患者的喉部,力度适中,使喉部上推并固定。

(六)认知训练

PD患者认知障碍的发生通常十分缓慢。早期受影响的认知功能包括注意力、记忆力、学习能力、执行功能及视觉空间功能,晚期最终进入痴呆状态。执行功能损害是PD最突出的认知损害。虽然患者信息处理可能变慢,但言语功能及推理能力似乎得以幸免。目前对于PD患者表现的认知障碍还没有成熟的康复训练方法,但尽量减少应用可引起精神错乱的药物是非常重要的预防措施。

(七)心理疗法

PD患者中抑郁症的患病率占40%~50%,表现为更容易出现内疚感或自责的悲伤情绪,甚至有自杀倾向,但真正的自杀率较低。在药物治疗的基础上,患者、家人及照顾者要给予更多的心理支持,鼓励患者正确对待疾病,解除消极、悲观、抑郁、不安情绪。根据患者的社会背景、文化层次、兴趣爱好不同而采取个体化的治疗措施。具体方法有:①培养患者多方面的兴趣,如阅读、唱歌、运动、书写、针织、种植花草等,转移患者的注意力,加强其与外界的沟通,在社会活动中实现自我价值的提升。②创造轻松安静环境:避免情绪激动、紧张、焦虑,在选用以情制情法、文娱疗法和音乐疗法时,总以轻快、幽雅为宜,用色彩疗法时选用冷色、粉红色,使精神安静。③科普宣教:采取认知疗法,让患者了解自身的疾病,鼓励患者正确对待疾病,树立积极乐观的态度,配合治疗。

(八)康复工程

为防止畸形,可让患者穿戴适当的矫形器;为防止患者跌倒,为患者配备适合的步行辅助器具,注意调整助行器的高度,避免患者驼背;嘱患者睡硬板床;调整写字桌的高度,使患者在直腰和保持头颈部稍屈曲的体位下工作;房间地板无障碍,墙壁安装扶手等。

(九)中医康复疗法

1.针灸疗法

(1)体针:治疗原则为柔肝息风,宁神定颤。可采用泻法,虚证可加灸。主要配穴有:风阳内动者,加肝俞、三阴交;痰热风动者,加丰隆、阴陵泉;气血亏虚者,加气海、血海;髓海不足者,加悬钟、肾俞;阳气虚衰者,加大椎、关元。

(2)头针:针刺穴位选择舞蹈震颤区、运动区、足运感区。常取顶中线、顶旁1线、顶旁2线,头针常规针刺。

(3)耳针:取肝肾、皮质下、缘中、神门、枕。每次选用3~5穴,毫针刺法,或压丸法。

(4)穴位注射:常取天柱、大椎、曲池、阳陵泉、足三里、三阴交、风池等。每次选用2~3穴,选择当归注射液或丹参注射液、黄芪注射液、10%的葡萄糖注射液等,每穴注射1~2mL。

2.推拿

主要运用于肢体躯干强直、震颤症状。面部按摩有助于改善面部表情。

3.传统运动疗法

如气功、太极拳等,可促进血气运行和化生,养心怡神定志,疏通经脉筋骨,有益于预防、延缓本病的发生,提高发病后患者的生活质量。帕金森病的康复主要以运动锻炼为主,这也是针对肢体疾病的通用康复措施。而有效的运动锻炼能在短时间内看到明显效果,针对帕金森患者的康复,采用针对性下肢训练会有更明显的疗效。对于轻型患者,适当参与体育活动,如太极拳、八段锦等活经络,有助于患者的恢复;对于重型患者,要时常按摩,以促进气血运行,促进肢体功能恢复。此外,还有按摩、拔罐、加强患者营养补给等方法促进患者康复。

第二节　帕金森病的康复教育

PD的康复治疗是一个长期的过程,除了在专业机构内的康复治疗训练外,患者在家中继续进行自我护理与康复训练是必不可少的。同时,患者家属应给予充分的心理支持与鼓励,使患者拥有良好的心境和家庭的理解与支持,以延缓病程进展。

一、日常护理

患者因震颤和不自主运动，出汗多，易造成皮肤刺激，导致皮肤破损和继发感染，故应勤洗勤换，保持皮肤卫生；晚期卧床的患者要按时翻身，做好皮肤护理，预防压疮。四肢活动不灵时，加床栏，使用拐杖预防跌倒。

二、心理指导

随着功能障碍逐渐加重，影响日常生活自理能力，多数患者受忧郁和焦虑等精神方面等困扰。因此，家属应注意尊重患者，鼓励其表达及倾听他们的心理感受，最大限度地满足其心理和精神上的需求，提供良好的亲情氛围，减轻他们的心理压力。

三、安全护理指导

患者避免登高和操作高速运转的机器，不要单独使用煤气、热水及锐利器械，防止意外受伤，避免让患者进食带刺的食物和使用易碎的器皿；外出时需要人陪伴，尤其是精神智能障碍者，其衣服口袋内要放置写有患者姓名、住址和联系电话的“安全卡片”或佩戴手腕识别卡，以防走失。

四、饮食指导

低盐、低脂，适量优质蛋白的易消化饮食，如鱼类、芝麻等；多食用高纤维、新鲜的蔬菜和水果，如芹菜、香蕉等；选择易咀嚼的食物，如面条、稀粥等；尽量避免刺激性食物，如辣椒；戒烟戒酒。

五、康复训练指导

鼓励患者维持和培养兴趣爱好，坚持适当的运动和体育锻炼，做力所能及的家务等，可以延缓身体功能障碍的发生和发展，从而延长寿命，提高生活质量。患者应树立信心，坚持主动运动，如散步、打太极拳等，保持关节活动的最大范围，加强日常生活动作训练，进食、穿脱衣服等应尽量自理。卧床患者应协助被动活动关节和按摩肢体，预防关节僵硬和肢体挛缩。

六、自我修饰指导

指导患者进行如鼓腮、伸舌，噘嘴、龇牙、吹吸等面肌功能训练，可以救善面部表情和吞咽困难,协调发音,督促其进食后及时清洁口腔,随身携带纸巾擦尽口角溢出的分泌物,注意保持个人卫生和着装整洁等,以尽量维护自我形象。

七、照顾指导

本病为无法根治的疾病,病程可长达数十年,家庭成员身心疲惫,经济负担加重,容易产生无助感。医护人员应关心患者家属,倾听他们的感受,理解他们的处境,尽力帮他们解决困难、走出困境,以便给患者更好的家庭支持。照顾者应关心体贴患者,协助进食、服药和日常生活的照顾,督促患者遵医嘱正确服药,防止错服、漏服,细心观察,积极预防并发症,及时识别病情变化。

八、就诊指导

定期门诊复查,动态了解血压和肝肾功能、血常规等指标,当患者出现发热、外伤、骨折和运动障碍,精神智能障碍加重时,及时就诊。

第八章

帕金森病患者的护理与预防

第一节　帕金森病患者的护理

老年帕金森病患者的治疗护理目标与原则:改善症状,延缓疾病进展,促进生活自理,提高生活质量。突出个体化和针对性治疗,根据患者的年龄、症状、严重程度、不良反应和经济承受能力等选择药物。尽量保持用药的最低维持量。权衡利弊、选用适当药物联合应用,以增强多巴胺的疗效,降低多巴胺的用药剂量,减少多巴胺长期应用出现的症状波动等不良反应。具体护理措施介绍如下。

一、一般护理

对于晚期运动障碍严重的卧床患者,应加强基础护理,保护重要脏器的功能,预防并发症及废用综合征。鼓励患者床上锻炼,尤其是加强患者的深呼吸训练及会阴部肌肉训练;在床上保持正确的身体姿势,尽可能离床坐轮椅或椅子。对于睡眠障碍患者,鼓励其养成良好的睡眠习惯,减少床上非睡眠行为,提供安静的环境,必要时使用药物。

二、饮食指导

由于患者肌张力增加,胃肠蠕动能力相对减弱,应指导患者平衡膳食、不偏食、食物品种多样化、细嚼慢咽、防止便秘。对于不同程度的吞咽障碍患者采取针对性策略,对偶有饮水呛咳的轻度吞咽障碍患者,建议选择不易引起误吸、质地均匀的糊状半流质食物,或减少一口量;对咀嚼时间过长或食物留在口中不吞咽或吞咽启动缓慢的患者,提示按步骤有意识地吞咽,可通过连续多次努力吞咽,或尝试吞咽时下颌回缩(点头吞咽)以适当代偿,增加吞咽力度,以减少咽部食物残留;对吞咽障碍较重且有明显误吸风险或摄食不足的患者,应尽早使用管饲,短期可以鼻胃管喂养,长期建议经皮内镜下胃造瘘喂养。

三、用药护理

多巴胺能药物用药指导是治疗帕金森病的重要环节,尤其是老年患者对多巴胺能药物、苯海索等药物的耐受力减低,且老年帕金森病患者思维活动迟钝、言语不清,给临床用药观察带来了一定的难度,因此,护士需要掌握用药知识,及时发现药物不良反应,如"开关"现象、便秘、精神症状等。由于多巴胺能药物具有半衰期短、日间血药浓度大、以小肠吸收为主等特点,以及对食物的一些特殊要求,服用多巴胺能药物应安排在饭前1小时或饭后2小时;为保证药物吸收,应注意减少脂肪和蛋白的摄入;对初服多巴胺能药物者,若空腹易引起恶心、呕吐,应让患者在口服药物时进食,可减少胃肠道反应的食物。

四、对症护理

由于帕金森病患者晚期肌张力明显增强,且药物治疗效果差,可能并发吞咽困难、呼吸困难等症状。对出现呼吸困难、大量流涎的患者,应立即紧急给予高浓度吸氧(≥35%),及时吸痰以保持呼吸道通畅。为防止误吸、肺部感染,应及早留置鼻饲管。督促患者坚持锻炼呼吸肌,协助其翻身拍背。给予腹部按摩和热敷处理,养成定时排尿排便的习惯,以缓解便秘或尿潴留等症状。

五、疼痛护理

帕金森病疼痛的形式多种多样,以骨骼肌疼痛最常见,抑郁可诱发和加重帕金森病相关疼痛。除对因治疗外,可帮助患者进行水疗、温热疗法、中医推拿、规律的体育锻炼,以缓解疼痛。同时加强宣教,解释疼痛的发生机制,强调日常生活活动的主动性,减轻患者对疼痛的恐惧与焦虑。必要时可联合使用镇痛药。

六、心理护理

帕金森病作为一种慢性进展性神经变性疾病,不仅可导致功能障碍,也可产生外源性抑郁、焦虑、恐惧和失落等心理障碍。护士应建立良好的护患关系,密切注意患者的情绪变化,通过与患者交流,分散其注意力,及时解除负性情绪。耐心倾听患者的诉求,针对不同患者的心理需求,因人施教。尊重患者,鼓励其积极参与社交活动和各种娱乐活动,提供同伴支持,树立战胜疾病的信心,提高其生活质量。

七、康复锻炼

指导患者进行肢体功能的康复训练,帮助并指导其学会有节奏的躯干旋转和轻揉按摩面部、四肢、腹部肌肉及足底、手掌穴位,每日4~6次,每次30分钟,按摩后肌张力降低,可进行运动锻炼,如练习四肢连带运动,尽量加大步距。锻炼呼吸肌,如每日练习深呼吸4~6次,每次5分钟,以增大胸廓扩展度;通过延长呼气时间以增加言语长度。可通过提肛法锻炼会阴部肌肉。鼓励患者独立完成日常生活,如洗脸、刷牙、进食等。

八、安全护理

由于患者均存在不同程度的肌张力增强,导致不同程度的运动迟缓、肌肉强直和姿势步态的异常,且老年患者大多存在不同程度的骨质疏松。针对这些问题可采取以下安全措施:①行走、运动前充分做好准备工作,如帮助其按摩下肢肌肉或鼓励其自行按摩。②减少障碍物,加用防护栏,防跌倒及坠床;鼓励使用拐杖,避免使用易碎的日常用品。③建议患者穿着宽大的衣物,选用按扣、拉链、自粘胶代替纽扣,以避免外伤。

九、中医护理

中医称本病为"颤证""颤震""振掉"等。在《素问·阴阳应象大论》中就有对本病的描述:"年四十,而阴气自半也,起居衰矣。"本病常见于老年人,年老则气血虚,一则脏腑气血阴液不足、筋脉失养,一则阴虚不能敛阳,阳亢而化风,故发病。本病的主要证候有肝肾阴虚证、气血亏虚证、痰瘀动风证、阳虚风动证。

(1)常见症状/证候实施护理。①震颤:评估患者震颤的情况,遵医嘱可给中药外敷、穴位敷贴、耳穴压豆和耳针,耳穴压豆和耳针可取皮质下、神门、枕、颈、肘、腕、指、膝等穴。②便秘:调整生活方式,摄入足够的液体和膳食纤维,适当运动,可练习太极拳、八段锦、五禽戏等,宜多食萝卜、青蒿、刀豆、芥菜,宜饮菊花、决明子茶及陈皮厚朴花茶,通过食疗缓解便秘症状。③睡眠障碍:评估患者的睡眠质量,当患者发生睡眠障碍时,遵医嘱进行耳穴埋豆,选取神门、皮质下、交感、肝、肾等穴位。

(2)饮食调护。①肝肾阴虚证:宜选用滋补肝肾、理气健脾的食物,如龟甲胶、小麦、番茄等,忌油腻厚味、辛辣食物;②气血亏虚证:宜用益气扶正、养血息风的食物,如鸡肉、粳米、扁豆、山药等食品,同时多进食动物肝脏、菠菜等富含铁的食品;③阳虚风动证:宜食温肾养肝、性味甘温的食物,如羊肉、高粱、大枣、栗子等,忌食生冷或寒凉饮食。

十、健康指导

(一)知识宣教

指导患者和家属正确认识老年帕金森病的首发症状。老年帕金森病常以少动为首发症状,如行走、动作缓慢。

(二)生活指导

日常生活中鼓励老年患者完成力所能及的事,如穿衣、沐浴等。鼓励患者保持规律的生活及充足的睡眠,避免过度紧张和劳累,注意保暖,加强安全防护。①选择容易穿脱的拉链衣服,拉链与纽扣可用尼龙粘链代替,尽量不穿系带鞋;②在浴盆内或淋浴池板上铺防滑橡胶垫,并在浴盆内放置矮凳,以便让患者坐着淋浴,保证安全;③由于患者易患支气管炎或肺炎,在其出现咳嗽或发热时应立即治疗,以免加重感染。

(三)饮食指导

帕金森病患者饮食宜给予低脂、高纤维、易消化吸收的食物。避免高蛋白饮食,因其可影响左旋多巴药物的疗效。对于吞咽困难者,注意避免误吸,进食时取坐位或侧卧位。患者肌肉不协调,不应催促患者快吃快喝,应缓慢进食,必要时鼻饲流质食物。同时,应保持大便通畅。

(四)用药指导

药物治疗要遵循"小剂量、多靶点、联合治疗"的用药原则,从小剂量开始,缓慢增加剂量,以最小的剂量获得最好的效果。指导患者及其家属认真记录用药情况,如药名、剂量、用药时间、症状缓解方式和时间、副作用等。

(五)康复指导

①平衡训练:双足分开25~30cm向前后左右移动重心,保持平衡,躯干和骨盆左右旋转,并使上肢随之进行大幅度摆动,以锻炼平衡能力,同时,可通过重心的高低、支撑面的大小和睁闭眼等调整训练难度;也可以借助平衡板、平衡垫或平衡仪进行训

练。②步态训练:患者双眼直视前方,身体直立,起步时足尖要尽量抬高,先足跟着地,再足尖着地,跨步要尽量慢而大,同时两上肢前后摆动,可通过增大步幅、增快步速、跨越障碍物、绕障碍行走和变换行走方向等方法调整步行训练难度。③手部锻炼:重点进行够取、抓握和操控物体训练,如用不同大小、形状、重量和材质的杯子(纸杯和玻璃杯等)喝水,使用各种餐具和扣纽扣等。经常伸直掌指关节,展平手掌,将手掌放在桌面上,尽量使手掌接触桌面,反复练习手指分开和合拢的动作。④语言训练:重点进行口颜面肌肉(如唇、舌)等调音器官的运动训练,坚持练习舌头重复地伸出和缩回,快速地左右移动,并沿口唇环行尽快地运动舌尖,重复数次,反复地做张嘴闭嘴动作,鼓励患者坚持进行大声朗读和唱歌练习。⑤面部动作锻炼:帕金森病患者面部肌肉僵硬,导致面部表情呆板,可以尽量做皱眉动作,然后用力展眉;也可以做鼓腮锻炼,反复做露齿和吹口哨动作;或者对着镜子,做微笑、大笑等动作。⑥其他:如呼吸和身体放松锻炼、双重任务训练、转移训练,每晚用温水泡脚15~20分钟,为晚期卧床患者做被动肢体活动和肌肉、关节按摩等。

(六)定期随访

本病逐渐进展,病程可长达数年至数十年。让患者及其家属了解疾病的特点,树立信心,积极治疗,定期随访,减轻症状和预防并发症。

第二节　帕金森病的预防

一、帕金森病患者的饮食

(一)注意事项

1.基本原则

营养对于帕金森患者的健康状况起了非常重要的作用。饮食调理是帕金森的辅助治疗方法之一,目的在于维持患者较佳的营养和身体状况,并通过合理的饮食调整,使药物治疗达到更好的效果。在治疗阶段的帕金森患者,其饮食应注意以下原则。

2.饮食个体

由于患者的病情、身体耐受及用药情况等方面各有不同,因此饮食调理需要个体化,并随情况的改变做出相应的调整。

3.服药半小时后进餐

其目的在于药物更好地吸收。对于初服左旋多巴的患者,可能服药后会出现恶心症状,因此,可以在服药的同时搭配低蛋白的食物,如饼干、水果或果汁等。

4.饮食多样化

患者的饮食应多种多样,包含谷类、蔬菜瓜果类和豆类,而奶类和肉类也应适量补充。多样化的食物不仅能满足患者对于各种营养的需求,也使得饮食本身富有乐趣,使患者在轻松愉悦的氛围中愉快进餐,缓解临床症状。

(二)饮食指导

1.科学合理地安排膳食结构,保证总热能的摄入

(1)适量吃奶类和豆类:奶类含有丰富的钙质,而钙是骨骼构成的重要元素,因此,对于容易发生骨质疏松和骨折的老年帕金森病患者来说,每天喝一杯牛奶或酸奶是补充身体钙质的极好方法。但是,由于牛奶中的蛋白质成分可能对左旋多巴药物疗效有一定的影响作用,为了避免影响白天的用药效果,建议在晚上睡前服用。另外,豆制品也可以补充钙。蚕豆尤其是蚕豆荚中含有天然左旋多巴,在帕金森病患者的饮食中加入蚕豆,能使患者体内左旋多巴和卡比多巴复合药物(如息宁)的释放时间从通常的2小时延长至5小时。

(2)限量吃肉类:由于食物蛋白质中一些氨基酸成分会影响左旋多巴药物进入脑部起作用,因此需限制蛋白质的摄入。每天摄入大约50g的肉类,选择精瘦的畜肉、禽肉或鱼肉。1个鸡蛋所含的蛋白质相当于25g精瘦肉类。肉类食物可以分配在早餐、晚餐或午餐晚餐中,但是对于一些患者,为了使白天的药效更佳,也可以尝试一天中只在晚餐安排蛋白质丰富食物。

(3)尽量不吃肥肉、荤油和动物内脏:脂类应以不饱和脂肪酸为主,用植物油烹调食物,胆固醇摄入量<300mg/d。不吃肥肉、荤油和动物内脏,有助于防止由于不饱和脂肪酸和胆固醇摄入过多给身体带来的不良影响。饮食中过高的脂肪也会延迟左旋多巴药物的吸收,影响药效。

(4)多喝水:增加饮品摄入,建议每天摄入6~8杯水,总量应该在2000~3000mL,以减轻便秘的痛苦,有助于新陈代谢;可以多喝绿茶,因为其含有对神经分子有很强保护作用的物质。及时补充维生素和矿物质,特别是叶酸,所以像菠菜等富含叶酸的食物不妨多吃。

2.帕金森病患者饮食常见的问题及应对

(1)明显体重下降:体重下降在患者中较常见,可能是由恶心、食欲缺乏、咀嚼吞咽困难等合并症引起食物摄入减少所造成,但有时原因并不明确。体重下降通常是一个逐渐的过程,少数患者可能发生在数月或数周内。明显体重下降的不良后果是身体虚弱、抵抗力下降、容易感染疾病。对策:①处理可能引起体重下降的各种因素;②注意观察体重的变化,每周测一次体重,及时发现体重的改变,以便及时采取措施;③适当增加食量,少量多餐。增加的食物应以谷类、薯类为主,也可以在烹调时适当加用植物油;④使体重逐渐增加,以每月增加0.5~1kg体重为目标。

(2)咀嚼、吞咽困难:该症状通常出现于中晚期患者。对策:①采用切碎、煮烂食物的方法,或用搅拌机将食物搅成匀浆状;②选用婴儿营养米粉及其他的营养补充制品;③增加进餐次数;④严重者应在医生或营养师的指导下,采取经鼻饲管喂食的方法,支持身体营养。

(3)食欲缺乏:精神忧郁或药物的因素都可能引起食欲缺乏。如果长期精神忧郁、食欲缺乏,应在医生的指导下采取必要的药物治疗措施。对策:①在上述饮食原则的基础上尽量选择个人喜爱的食物和菜式;②在轻松的环境和气氛中进餐;③勿勉强自己一餐进食很多食物;④每天可以安排一个正餐,一个加餐,正餐的分量不宜多,加餐中选择碳水化合物为主的小吃,如糕点、曲奇饼、饼干,食物放在容易拿到的位置;⑤进食量的增加应循序渐进,不可操之过急。

(4)便秘:水分和膳食纤维在控制便秘上有同等重要的作用,两者共同促进肠道排出粪便。如果单纯增加膳食纤维的摄入而忽视了水分的补充,粪便会变得更干结、难以排出。对策:①作息定时。每天做适量的运动,消除精神紧张的因素。②多喝流质,如水、清汤、果汁等。③多吃粗粮如全麦面包、燕麦片和马铃薯、甘薯等。④多吃蔬菜和水果,尤其是含水分多的水果。⑤切忌滥用泻药。

(5)维生素B缺乏:比较容易缺乏的维生素B有维生素B_1、维生素B_2、维生素B_3和维生素B_{12}。以往单用左旋多巴药物治疗,需要限制维生素B_6的摄入,原因是维生素B_6会干扰左旋多巴的吸收。目前常用的左旋多巴复合药物,由于其中的卡比多巴或苄丝肼成分抑制了维生素对左旋多巴吸收的干扰作用,因此,患者无须再限制维生素B_6的摄入。

此外,有研究表明,适量地补充维生素B_6可以降低帕金森病的发病风险。对策:①依照以上饮食原则安排好一天的膳食;②选用维生素强化食品;③在医生或营养师的指导下选择适当的复合维生素补充剂;④帕金森病患者的饮食指导贯穿于整个疗养护理期的始终,需要好的方法和疗养期间的饮食指导能有效地减轻病情,在治疗帕金森病中发挥着重要作用。总之,科学合理的饮食搭配对于帕金森病患者的治疗很重要,帕金森病患者在生活起居中一定要注意饮食,遵循上述饮食原则,以增强治疗效果,从而保持长久的生活自理能力。

3.药膳食疗

(1)枣仁龙眼汤:龙眼肉、炒枣仁各15g。将龙眼肉、炒枣仁加入水煎成汁,再加适量白蜜即成。每日2次,早、晚服用。对久患帕金森病、气血亏虚者有补益作用。

(2)沙棘菊花饮:沙棘50g,菊花10g。将沙棘、菊花洗净后共同煎汤,每日2次,可早、晚各服用1次,也可代茶饮。适用于帕金森病合并高脂血症。

(3)陈皮砂仁酸枣粥:陈皮5g,砂仁10g,酸枣15g,粳米适量。将砂仁先煮成汤,再放入粳米,酸枣煮成粥后,再放入陈皮,稍混后即可食用。每日2次,早、晚服食。具有镇静作用。

(4)天麻炖猪脑:天麻10g,猪脑花100g。将上述材料放入砂锅,加水适量,以文火炖1小时左右。调味后喝汤食猪脑花,每日服用1次,或隔日服用1次。

(5)枸杞蒸羊脑:枸杞子50g,羊脑花一具。将上述材料放入容器,加水适量,加姜末、葱节、料酒、食盐,隔水蒸熟后即可食用。每日分两次吃。

(6)天麻鱼头汤:天麻15g,川芎10g,鲜鲤鱼头1个。将天麻、川芎泡软后切薄片放入鱼头中,置盘内,加葱姜,再加适量清水上笼约30分钟。食用方法:食鱼肉喝汤,隔日1次。

(7)枸杞血藤饮:枸杞子20g,鸡血藤15g,红花5g。取上述材料,加水500mL,煎至300mL,将药液倒入碗中,放黄酒30g,早晚分2次饮服,每日1剂。

(8)核桃黄酒泥:核桃仁15个,白糖50g,将上述材料放在砂罐或瓷碗中,用擀面杖捣成泥状,再放入锅中,加黄酒50mL,用小火煎煮10分钟,每日食用2次。

(9)菊花白芷鱼头汤:白芷、川芎、夏枯草、葛根、菊花、鲤鱼头、豆腐、酒、姜、葱、盐、料酒。将白芷、川芎、夏枯草、葛根、菊花装入一个纱布袋,扎紧口,放入锅中。将洗净的鲤鱼头和豆腐放入锅内,加入适量的料酒和盐,根据个人口味加入葱和姜,大火煮沸,待鱼头熟烂后关火即可。该药膳适用于有震颤、麻痹、头痛、头晕的帕金森病患者,可经常食用。

(10)二豆白粥:扁豆、蚕豆、大米。将扁豆、蚕豆炒香,研成粉末状备用。将大米放入锅中煮熟后加入豆粉,搅拌煮沸后即可食用。该药膳具有健脾、疏肝、宁络的功效,适宜有震颤、麻痹、食欲缺乏、四肢麻木的帕金森病患者,可经常食用。

（11）鹌鹑天麻汤：鹌鹑、天麻、食盐、味精。将鹌鹑处理洗净去除内脏，将天麻填入肚内，用线固定后放入锅中，加入适量水炖煮，待熟烂后去除天麻，加入适量食盐和味精调味后即可喝汤食肉。鹌鹑天麻汤具有养阴柔肝功效，适用于有震颤、麻痹的帕金森病患者。

二、帕金森病患者的体育锻炼

太极拳、八段锦和气功等传统养生运动方法对帕金森病的防治起到非常重要的作用，能够很好地提高患者的生活质量。

（一）太极拳

太极拳是一种以平衡为基础的运动。Perter等对195例帕金森病患者进行了一项随机对照研究，将受试者分为太极拳组、伸展训练组和抗阻力训练组，每次训练60分钟，2次/周，共训练6个月；研究结果表明，与抗阻力训练相比，太极拳可以更好地增加步长；与伸展训练组相比，太极拳能有效地预防跌倒。此外，也有研究表明，太极拳可以提高帕金森病患者的平衡能力和姿势稳定性。Lee等对太极拳疗效的Meta分析发现，在UPRDS评分和预防跌倒方面均优于传统运动疗法。但目前大部分研究的样本量太小，故需要更详细的大样本研究来评价太极拳的效果及优势。对于太极拳预防和治疗帕金森病的可能的作用机制，目前研究甚少，推测可能从两方面辅助治疗帕金森病：①通过动静功法和行气方式调节大脑神经系统，减慢大脑神经元的凋亡速度，降低神经细胞死亡率。帕金森病的病理改变主要为黑质、蓝斑、苍白球、壳核等神经中枢部位的神经细胞减少，打太极拳对神经系统是良好的调节和训练。太极拳动静结合，放松情绪，不生杂念，引导着呼吸，配合着动作，神经系统协调运作。太极拳使大脑皮质中控制运动的部分有规律地兴奋，长期练习可调神聚气，宁神安心，辅助大脑功能恢复正常。②通过阴阳平衡、柔和缓慢的太极动作增强身体的协调性，活络气血，改善肢体行为障碍症状。患有帕金森病的中老年人日常生活不能自理，穿衣、洗漱感到困难，震颤、肌强直、姿势障碍是病残的主要因素。太极拳动作柔缓，调动头部、肩颈、腰胯和四肢的配合，长期习练可以使肢体部位处于活动状态，不仅可以活动筋脉和韧带，使四肢更加灵活，还可舒经活血，促进气血畅通。气血运行良好，可提升全身的动作反应，改善运动迟缓、行走困难等帕金森症状。帕金森病患者在日常生活中难以脱离药物，可以通过长期练习太极拳的方式辅助治疗，既有助于缓解病情，也能有效调理身心，起到养生功效。

(二)八段锦

(1)八段锦运动可通过减少自由基对帕金森病起到防病治病的作用。适量的运动可以使人体内产生一种名为内啡肽的物质,而内啡肽是人体内部的生物活性物质,此物质具有调节人情绪的功能,能够使人有一种轻松、愉悦的感觉,可以使人从紧张、压抑的状态转变为轻松自然的状态,这对缓解人们在当今社会中的高应激生活状态有着积极意义,而高应激的生活状态就是导致氧化应激出现的重要原因之一。实验研究表明,长期适宜的运动锻炼可以使红细胞超氧化物歧化酶(SOD)的活性显著升高,过氧化脂类(LPO)浓度显著降低。可以看出八段锦练习可延缓老年人的衰老体征,增强机体清除自由基的能力。

(2)八段锦通过影响锥体外系功能发挥帕金森病防病治病作用。锥体外系对人体的运动可以起到调节作用。八段锦具有柔和缓慢、圆活连贯、松紧结合、动静相同、神与形合、气寓其中的特点,融武术与养生术于一炉,对提高生理功能,全身感知、协调、调节心理状态及情绪都有明显的效果,是我国优秀的民族传统体育项目,已经成为中老年人通常采用的锻炼方式。长时间科学的锻炼可以对锥体外系神经系统起到良好的刺激,进而可以使人体的锥体外系产生一定的良性适应,增强锥体外系对身体各运动的调节功能,可以对人体的平衡能力起到很好的锻炼效果,进而改善帕金森病患者的震颤等症状。

(3)八段锦通过调节自主神经的功能达到防病治病的目的。八段锦锻炼可调节大脑的自主神经,使其处于一种平衡的状态,对维持机体的新陈代谢具有重要意义。此外,还能够刺激肠道蠕动,有助于盆腔底部肌肉的收缩力,从而改善便秘症状。其是通过锻炼调整人体的自主神经功能,主要是减弱交感神经功能活动和增加副交感神经功能活动而实现的。八段锦运动能够调节人体的自主神经,使自主神经中的交感神经和副交感神经趋于平衡状态,从而达到预防和治疗帕金森病的效果。

(三)气功和瑜伽

目前,对于气功练习预防和治疗帕金森病的研究很少,但是作为一种有效的养生方法,长期有规律的气功训练确实能够对帕金森病患者的运动障碍起到改善作用。研究人员也对气功的帕金森病辅助治疗作用进行了评价,研究发现,气功锻炼可在药物治疗的基础上,进一步减轻帕金森病患者的临床症状,因而可作为药物治疗的一种辅助疗法。瑜伽是一种传统的修身养性训练,是另一种可以放松身心和调节呼吸的体育锻炼方法。它可以改善一般健康老年人的步态、灵活性、肌肉力量,缓解疲劳,提高生活质量;同时对患有背痛、关节炎、高血压、焦虑和抑郁人群具有一定的功效。研究显示,经过6~12周的瑜伽训练,参与者的UPDRS评分可显著提高,对震颤、抑郁、体重和肺活量均有积极的作用。经过为期8周的瑜伽课程,受试者的柔韧性和单腿平衡性大幅提升,抑郁症状得到了一定的改善。

(四)其他锻炼方法

1.拳击

拳击训练作为锻炼的一部分,能提高患者的敏捷性和减少动作迟缓。在印第安纳州印第安纳波利斯,一个以社区为基础的拳击训练组织已经获得了非凡的人气,自2006年成立以来,超过80例帕金森患者首项注册。在拳击训练中,成员能更轻松地完成日常生活活动(ADL),可改善帕金森患者的症状,提高生活质量。由此可见,以社区为基础的拳击训练,有可能成为帕金森病患者的一种长期替代治疗。

2.音乐运动疗法

它是一种在运动疗法治疗的同时通过聆听音乐,使患者的行为、感情及生理活动产生一定变化的治疗技术。在运动治疗的同时,配合音乐疗法,进行合唱、练声及节奏性身体活动等,每日治疗1.5~2小时;可以明显改善患者的病情,提高其生活质量。

索　引

共同交流探讨
提升专业能力

▪▪ 智能阅读向导为您严选以下专属服务 ▪▪

阅读【高清彩图】   查看配套高清图集，提升您的阅读效率。

加入【读者社群】   与书友分享阅读心得，交流探讨专业知识与经验。

领取【推荐书单】   推荐专业好书，助您精进专业知识。

操作步骤指南

微信扫码直接使用资源，无需额外下载任何软件。如需重复使用可再扫码，或将需要多次使用的资源、工具、服务等添加到微信"收藏"功能。

扫码添加
智能阅读向导